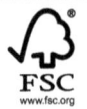

Reise zur Gesundheit
Wege aus dem Schmerzkreislauf

135 Seiten
13 Abbildungen – mehr als 200 Quellen

Impressum

Christian Burkholder – Osteopath BAO | Heilpraktiker | Physiotherapeut

Kaiserstraße 23 | 66482 Zweibrücken

kontakt@osteopathie-burkholder.de

Alle Informationen in diesem Buch sind sorgfältig recherchiert, können jedoch in medizinischer Hinsicht keinerlei Anspruch auf Vollständigkeit, Aktualität, Richtigkeit und Ausgewogenheit erheben.Insbesondere sind sie in keiner Weise ein Ersatz für professionelle Diagnosen, Beratungen oder Behandlungen durch ausgebildete und anerkannte Ärzte/Ärztinnen oder Heilpraktiker. Genauso wenig dürfen die hier angebotenen Informationen als Grundlage für eigenständige Diagnosen sowie Behandlungen oder Änderungen an einer bereits empfohlenen Behandlung dienen. Dieses gilt insbesondere für die Informationen zu den

einzelnen Krankheitsbildern und die Supplementierung mit NEM Konsultieren Sie bei gesundheitlichen Fragen oder Beschwerden immer Ihren behandelnden Arzt/behandelnde Ärztin. Christian Burkholder übernimmt keine Haftung – weder direkt noch indirekt – für Schäden oder Unannehmlichkeiten, die sich aus der Nichtbeachtung dieser Hinweise ergeben.

Bibliografische Information der Deutschen Nationalbibliothek:
Die Deutsche Nationalbibliothek verzeichnet diese Publikation in der Deutschen Nationalbibliografie; detaillierte bibliografische Daten sind im Internet über http://dnb.dnb.de abrufbar.
© 2021 – Christian Burkholder
Photo Rückseite by Stefanie Gundacker, Germany
Alle Abbildung ©Christian Burkholder

weitere Mitwirkende: Wibke Wirth – Vielen Dank!
Herstellung und Verlag: BoD – Books on Demand, Norderstedt
ISBN: 9783753427096

INHALT

Vorwort 10

01 | Was Du über Schmerz wissen solltest 11

02 | Was Du bei Akuten Schmerzen meiden solltest! 18

03 | Dein Gehirn spielt dir einen Streich! 21

    Experiment | Der Nocebo-Effekt 25

04 | Fünf Fakten, die Du bei Rückenschmerzen kennen musst 28

    Mikronährstoffe bei Osteoporose 32

05 | Bandscheibe, Vorfall und Co 33

    Mikronährstoffe bei Bandscheibenvorfällen 37

06 | Übertriebene Bildgebung – Teure Fotos 38

    Experiment | Dein Schmerz ist konditionierbar 43

07 | Der Wirbel springt nicht raus - niemals 45

08 | Beinlängenunterschied? super! Du bist normal. 49

09 | 7 Punkte, die Du zu deiner Arthrose wissen musst 52

    Mikronährstoffe bei Arthrosen 57

    Experiment | Stress und Schmerz 58

10 | Optimaler Schlaf 61

11 | Deine optimale Trinkmenge 65

12 | Dein Gewebe – Deine Faszie 68

    Experiment | Deine Erwartungshaltung und dein Schmerz 72

13 | Was ist das überhaupt? Eine Faszie? 74

14 | Der Stress in deinem Gewebe 78

    Mikronährstoffe bei Fibromyalgie 81

15 | Du bist was Du isst | Entzündung neu gedacht 82

Ein Beitrag von Wibke Wirth 82

Mikronährstoffe bei Einnahme von Schmerzmitteln................... 91

Experiment | Lachen ist tatsächlich Medizin 92

16 | Dein Protokoll nach Operationen und Verletzungen................95

17 | Schlusswort..99

Anhang 1 – Lebensmittel Liste 100

Anhang 2 – Bezugsquellen 105

Anhang 3 – Onlinekurs.. 106

Zum Autor 108

Quellen.. 110

„Sei gütig, denn alle Menschen, denen du begegnest, kämpfen einen schweren Kampf."

Platon

VORWORT

Täglich begegnen mir Menschen mit Schmerzen. Bis zum heutigen Tag, ein Tag im Februar 2021 waren diese etwa 70.000 Begegnungen. Ich auf der einen Seite des Tisches, der Schmerzpatient auf der anderen.

Täglich leiste ich – gerne – Aufklärungsarbeit. Das scheinbar kaputte Knie ist dann doch nur in einer Heilungsphase, der scheinbar niemals enden wollende Schmerz durch einen Bandscheibenvorfall weißt mehr auf eine Nervenentzündung hin, die man in den Griff bekommen kann, als auf eine baldige Operation und der scheinbar krumme Rücken, dem mehrfach angedichtet wurde, er solle am besten nie wieder belastet werden wird nach einigen Wochen gezielter Belastung und Aufklärung erstaunlicherweise doch besser.

All diese Dinge geschehen täglich zu tausenden von Fällen. Die Unkenntnis über modernes Schmerzverständnis und Mechanismen, die diesem zu Grunde liegen sind unter Nicht-Fachleuten teilweise genauso unbekannt, wie unter Fachleuten. Leider. So kommt es täglich zur falschen Kommunikation, zum falschen Verständnis von Problemen und zu fehlenden Lösungsansätzen. Und letztlich fühlst Du dich mit deinem Problem unverstanden und alleingelassen.

Dieser Zustand des Gesundheitswesens ist nicht akzeptierbar.

Die folgenden Kapitel legen den Grundstein für eine Veränderung in deinem Verstehen von Schmerz. Sei gütig mit Dir. Habe Geduld. Kläre andere auf!

Dein

Christian Burkholder

01 | WAS DU ÜBER SCHMERZ WISSEN SOLLTEST

Du möchtest Schmerzexperte werden und endlich wieder Kontrolle über deine eigenen Bewegungen und deinen eigenen Körper erlangen? Dann beglückwünsche ich Dich! Du hast eine mögliche Lösung gerade in der Hand.

Schmerz ist ein Thema so alt wie die Menschheit selbst. Jedoch hat die Schmerzforschung in den letzten 15 – 20 Jahren bahnbrechende Entdeckungen gemacht, die unser Verständnis und hoffentlich auch dein Verständnis von Schmerz völlig auf den Kopf stellen werden.

Unser Schmerzsystem ist ein sehr sinnvolles und sehr altes System in unserem Körper. Es ist so nützlich wie alle anderen Systeme in unserem Körper, aber es ist auch nur ein System. Es kann super funktionieren, es kann aber auch fehlerbehaftet sein. Ähnlich wie unser Verdauungssystem, unser Herz-Kreislauf-System oder unser Nervensystem kann unser Schmerzsystem sich im Laufe der Zeit verändern. Unser Schmerzsystem ist sehr sinnvoll. Stell dir vor, du läufst über die Straße, knickst mit deinem Fuß um, brichst dir den Knöchel. Hätte dein Schmerzsystem jetzt in dem Moment deinem Gehirn keine Gefahr gemeldet, würdest du auf deinem gebrochenen Fuß immer weiterlaufen und dein Gewebe würde sich immer weiter schädigen.

Jedes Jahr werden Kinder geboren, die kein Schmerzsystem besitzen. Diese Kinder verletzten sich in den ersten Jahren ihrer Kindheit wahnsinnig oft und teilweise wirklich gravierend. Sie merken nicht, wenn sie eine heiße Herdplatte anfassen, sie merken nicht, wenn sie sich schneiden oder gar umknicken. Daher ist unser Schmerzsystem ein sehr sinnvolles System, das uns davor warnt, wenn unserem Körper Gefahr droht.

Normalerweise ist es so: Wenn du dich verletzt, dann heilt dein Körper in einer gewissen Zeit aus und Schmerzen sind nicht mehr vorhanden im Normalfall.

Allerdings ist es auch völlig normal, dass wenn du eine Verletzung hast, dein Schmerzlevel plötzlich steigt. Dein Körper möchte dir zeigen, dass du gerade einen Bereich nicht belasten oder gar bewegen sollst. Daher ist dein Schmerzsystem sehr sinnvoll in dieser Situation. Deine Nervenenden sind sensibilisiert, sie bauen sich tatsächlich ein wenig um (das kann man heute mit Messungen darstellen) und im Laufe deiner Heilung bauen sie sich wiederum um, sodass sie weniger Schmerz melden. Es kann allerdings manchmal passieren, dass diese Heilung nicht optimal verläuft und dieser Alarmschmerz, den du am Anfang deiner Verletzung hattest, plötzlich bestehen bleibt, obwohl die eigentliche Verletzung schon längst ausgeheilt ist.

Man spricht in dem Fall von einer Sensibilisierung von einer „Empfindlichmachung". Deine Nervenenden melden ähnlich einer Alarmanlage einen Einbrecher, obwohl gar kein Einbrecher da ist. Das führt dazu, dass du in Panik gerätst, dass du einen Schmerz wahrnimmst, obwohl es vielleicht gar nicht so sinnvoll wäre.

Lange war man der Meinung, Schmerz entsteht rein auf körperlicher Ebene. Mittlerweile wissen wir, um ein Schmerzgeschehen zu beschreiben, brauchen wir zwei Faktoren. Der eine Faktor ist ein Gefahrensignal auf körperlicher Ebene, der zweite ist die Interpretation unseres Gehirns dieses Signals (von körperlicher Ebene), das wiederum den Schmerzzustand für dich in deinem Gehirn auslöst.

Manchmal funktionieren diese Mechanismen unabhängig voneinander nicht optimal. Stell dir vor - wie eben schon beschrieben – eine körperliche Beschwerde heilt aus und dein Gehirn meldet immer noch Schmerzen. Man war lange der Meinung es handelt sich um eine psychische Thematik. Mittlerweile weiß man, dass Schmerz in deinem Gehirn ein sehr komplexer Vorgang ist, der nichts mit Einbildung zu tun hat. In der Schmerztherapie sagt man, wenn du den Schmerz empfindest, dann ist der Schmerz für dich real. D.h. noch lange nicht, dass er eingebildet ist. Viele Untersuchungen zeigen, dass es keine körperliche Ursache braucht, dass dein Gehirn Schmerz empfindet.

Diese Sensibilisierung der Nervenfasern kann jedoch auch wieder rückgängig gemacht werden. Unser Körper ist ein sehr anpassungsfähiges System. So wie er sich angepasst hat an den Schmerz, kann er sich auch wieder an eine Beschwerdefreiheit anpassen. Diesen Vorgang nennen wir absteigende Hemmung.

Wusstest du, dass Du in der Lage bist körpereigene Schmerzmedikamente herzustellen? Ein paar Beispiele sind Dopamin, Serotonin (also Glücksbotenstoffe), Endocannabinoide (also auch schmerzhemmende Stoffe in deinem Hirnstamm), Noradrenalin (ein Stresshormon, welches deine Schmerzen unterdrückt, dass du in einer Stresssituation leistungsbereit bist).

Zusätzlich kann es allerdings zu dieser absteigenden Hemmung auch zu einer absteigenden Aktivierung kommen. D.h. die genannten Nervenenden, die sensibilisiert sind, werden durch diesen Prozess dieser absteigenden Aktivierung sensibel gehalten oder immer mehr sensibel gemacht. Das kann dazu führen, dass bereits leichte Berührung auf deiner Haut oder kleinste Bewegungen dazu führen, dass du plötzlich Schmerzen empfindest. Es kann sogar so weit führen, dass ehemals schmerzfreie Areale sich zu schmerzhaften Bereichen entwickeln. Stell dir vor, du hattest eine Verletzung an deinem Ellenbogen. Das tat eine gewisse Zeit weh, deine Schmerzkaskade läuft nicht optimal und plötzlich fängt der ganze Arm nach oben und nach unten an zu schmerzen. Diese Ausweitung ist ein Beispiel für diese absteigende Aktivierung und für eine Sensibilisierung deiner Nervenenden. Die absteigende Hemmung, also deine körpereigene Apotheke kannst du jedoch sehr gut nutzen mit relativ simplen Prinzipien.

Wir wissen heute, dass deine „Empfindlichmachung" deiner Nervenenden von einigen Faktoren abhängig ist. Einer dieser Faktoren ist deine Genetik. Man weiß heute, dass es Menschen gibt, die eher schmerzempfindlich sind und andere Menschen, die eher weniger schmerzempfindlich sind. Das lassen wir mal so stehen. An der Genetik können wir relativ wenig rütteln.

Ein zweiter Faktor, den du bedenken solltest, ist deine Erwartung an deinen Schmerz. Was heißt das? Stelle dir vor, du machst eine Bewegung, beispielsweise du beugst dich nach vorne nachdem du einen Rückenschmerz hattest.

In dieser Bewegung nimmst du wahr, dass dein Rücken schmerzt. Deine Nervensignale werden an dein Gehirn weitergeleitet. Dein Gehirn lässt diesen Schmerz entstehen. Beim nächsten Mal, wenn du diese Bewegung, dieses Nachvornebeugen machen möchtest, erwartet dein Gehirn, dass gleich ein Schmerz kommen wird. In der Schmerzwissenschaft weiß man mittlerweile, dass selbst die Erwartung an einen Schmerz ohne, dass er überhaupt schon da war in diesem Moment, den Schmerz in deinem Gehirn auslösen kann.

Also stelle dir die Frage: Erwarte ich meinen Schmerz schon, wenn ich eine Bewegung durchführe, wenn ich meine Haut berühre oder wenn ich eine Aktivität mache? Oder lasse ich das auf mich zukommen und warte erstmal, ob es tatsächlich weh tun wird.

Ein weiterer Faktor ist deine Umgebung. Wir wissen mittlerweile aus wahnsinnig interessanten Studien, dass die Umgebung eine entscheidende Rolle spielt, ob du gerade einen Schmerz als bedrohlich oder weniger bedrohlich wahrnimmst. Eine Studie der letzten Jahre hat gezeigt, dass Patienten, die in zwei Gruppen geteilt worden sind, denen mit einem mechanischen Werkzeug ein Druck auf die Hand ausgeübt worden war unter rotem Licht deutlich mehr Schmerzen empfanden, als unter blauem Licht. Zwei Gruppen, gleiche Drücke auf die Hand, die eine Hand wurde rot, die andere Hand wurde blau beleuchtet. Gruppe rot: deutlich mehr Schmerzintensität. Gruppe blau: deutlich weniger Schmerzintensität.

Dann solltest du bedenken, dass Schmerz auch davon abhängig ist, was er für dich in deinem Sozialgefüge bedeutet.

Bist du aufgrund deiner Schmerzsituation existenzbedroht, droht Jobverlust, droht Arbeitslosigkeit, bist du im Rahmen deiner Partizipation, d.h. bist du in deinem sozialen Umfeld – deine Familie, deine Freunde – vielleicht eingeschränkt und kannst gewisse Aktivitäten nicht durchführen? All das kann einen Schmerz deutlich verstärken. Das heißt, diese Faktoren solltest du soweit das möglich ist reduzieren.

Ein weiterer entscheidender Faktor ist, wenn dein Körper in eine Schmerzsituation gerät, werden – wie du jetzt schon weißt – deine Nervenenden sensibler. Dein Körper legt eine riesen Lupe auf den schmerzhaften Bereich. Für dein Gehirn bedeutet das es möchte über diesen Bereich immer mehr erfahren, es möchte genau spüren, wann tut das weh? In welcher Situation tut das weh? Du kriegst immer mehr Fokus auf deinen Schmerz.

Leider haben wir heute das Problem, dass auch durch medial bedingte Situationen jede Art von Symptomatik immer mehr rausgefunden wird, was könnte das bedeuten. Kennst du das? Du setzt dich hin und schlägst Literatur nach, du fragst Freunde und Bekannte „Hey wie war das denn mit deinem Rückenschmerz?", du googelst deine Symptome – ganz schlechte Idee übrigens!

Lasse dich auf deinen Therapeuten oder deinen Arzt ein, was sie dir zu deinem Thema sagen.

Und bedenke: Ideen, sog. Nocebos, die dazu führen, dass sich dein Schmerz aufgrund einer Annahme, was es denn sein könnte, verschlechtern, hast du in deinem Alltag jede Menge.

Ich möchte dir ein paar Beispiele dafür geben: Hast du schon einmal gehört, du hast einen Bandscheibenvorfall, dein Rücken ist total kaputt? Diese Idee, dass dein Rücken total kaputt ist, lässt das Bild eines kaputten Autos in deinem Kopf entstehen. Das ist allerdings nicht der Fall. Wie bereits bekannt, ist dein Körper ist ein sehr anpassungsfähiges System.

Lasse dich auf die Idee ein, dass dein Körper gewisse Erscheinungen zeigen kann, die nicht in Kategorien „kaputt", „zerbrechlich" oder „gestört" gehören. Dieser Mechanismus sorgt dafür, dass deine absteigende Hemmung inaktiv wird und deine absteigende Aktivierung, also die „Empfindlichmachung" deiner Nervenenden immer weiter voranschreitet.

Mache dir klar, dass es sein kann, dass du gerade bei chronischen Thematiken einen Schmerz empfindest, der eigentlich gar keine Gefahr für deinen Körper bedeutet. Nicht jede Verletzung ist chronisch. Normalerweise heilen Verletzungen aus und sind irgendwann abgeschlossen. Wenn sich dein Schmerz von deiner Akutsituation abgekoppelt hat, bedeutet das für deinen Körper keine Gefahr.

Ich fasse für dich jetzt nochmal die wichtigsten Punkte zusammen:

Schmerz ist sinnvoll. Es ist ein sinnvolles Alarmsystem unseres Körpers – deines Körpers. Schmerz kann dich manchmal in die Irre führen. Er kann sich abkoppeln von tatsächlicher Bedrohung. Schmerz entsteht immer in deinem Gehirn – ohne Ausnahme - in Abhängigkeit von Genetik, Umgebungssituation, Sozialgefüge und deiner Erwartungshaltungshaltung.

Löse dich von diesen Situationen, googele nicht deine Symptomatik und vertraue auf deinen Körper, der ein sehr anpassungsfähiges System ist. Arthrosen, Bandscheibenvorfälle oder sonstige Verschleißerscheinungen gehören in die gleiche Kategorie, wie faltige Haut und graue Haare. Sie gehören zu einem natürlichen biologischen Alterungsprozess dazu und können auch ohne Schmerzen ganz normal ausheilen und du kannst auch ohne Probleme mit solchen Situationen leben. Ich erlebe das in der Praxis jeden Tag.

Gut zu wissen!

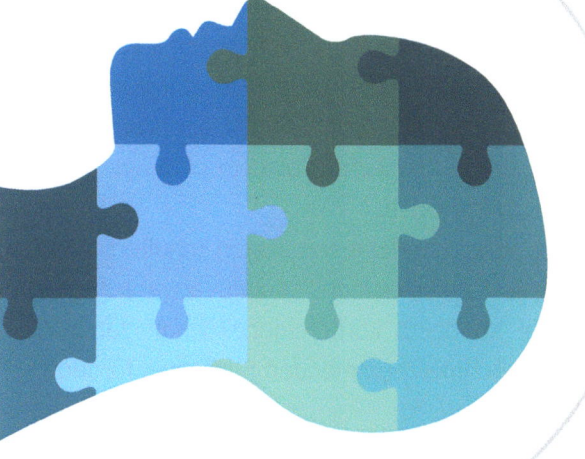

Heilung

Normalerweise heilen akute Probleme in relative kurzer Zeit aus. Manchmal entgleist dieses System. Es kommt zu chronischem Schmerz, ohne, daß etwas noch "kaputt" ist

Gehirn

Sobald das Gehirn in Abhängigkeit von aktueller Situation, Erfahrung uvm. entscheidet, dass Gefahr droht, entsteht Schmerz.

Zeit

Je länger eine Schmerzsituation besteht, desto sensibler wird das System gegenüber Reizen.

Faktor Aktivität

Je weniger aktiv du während deiner Situation bist, desto mehr sinkt deine Schmerzschwelle. Versuche eine moderates Maß an Aktivität zu behalten.

Notwendigkeit

Schmerz ist trotz seines schlechten Rufes ein überlebensnotwendiger Helfer. Ohne diesen würden wir auf Gefahren nicht aufmerksam.

Komplexität

Dein Schmerz ist nie nur bedingt durch einen Baustein, sondern immer die Summe aus Lebenssituation, Gesundheitsniveau, mentaler Stabilität, soziale Situation uvm.

17

02 | WAS DU BEI AKUTEN SCHMERZEN MEIDEN SOLLTEST!

Ich werde dir fünf wichtige Dinge nennen, die du bei akuten Schmerzen vermeiden solltest, um aus deiner Situation das Beste zu machen.

Nr. 1: Vermeide Inaktivität

Was heißt das?
Wenn du eine akute Verletzung oder einen akuten Schmerz hast, versuche trotzdem aktiv zu bleiben.
Warum? Dein Körper reagiert – das wissen wir heute aus der Schmerzforschung – auf Inaktivität so, dass er deine körpereigene Schmerzschwelle immer weiter runterfährt. Wenn du aufgrund eines Schmerzes in einem betroffenen Areal, dieses Areal nicht benutzen kannst, vielleicht auch nicht benutzen darfst, versuche trotzdem aktiv zu bleiben. Versuche umliegende Gewebe zu bewegen.
Beispiel: Du hast eine verletzte Schulter oder einen akuten Schulterschmerz. Versuche trotzdem ein leichtes Herz-Kreislauf-Training, etwa auf einem Ergometer durchzuführen, um so deine körpereigene Schmerzapotheke weiter an der Ausschüttung von schmerzhemmenden Stoffen zu fördern.

Nr. 2: Vermeide die AU

Versuche nicht krank geschrieben zu werden. Klingt erstmal paradox, macht aber Sinn. Man weiß mittlerweile aus der modernen Schmerzforschung, dass ab dem Moment, wenn du deine Arbeitsunfähigkeitsbescheinigung, deinen gelben Zettel erhältst, sich deine Situation eher verschlimmert, als verbessert. Du hast Zeit dich um deinen Schmerz zu kümmern. Du hast Zeit inaktiv zu werden. Du bleibst nicht in Bewegung. Wenn es sich also vermeiden lässt, krank geschrieben zu werden, wirst du damit deine Genesung eher nach vorne treiben. Das heißt nicht, dass du bei jeder Situation trotzdem arbeitsfähig bleiben solltest. Nur, dass du abwägen solltest: Ist eine Krankschreibung tatsächlich nötig oder kann ich eventuell noch ein wenig warten.

Nr. 3: Keine Panik

Katastrophisiere deine Situation nicht. Gerate nicht in Panik, mache dir klar: Du bist vielleicht verletzt, du hast wahrscheinlich auch Schmerzen, aber in aller Regel werden solche Thematiken auch wieder heilen. In dem Moment, wenn du deiner Akutsituation eine zu große katastrophale Bedeutung beimisst, wird sich in deinem Gehirn dein Schmerz verstärken. Und es wird dir tendenziell eher schlechter, als besser gehen! Panik führt zur dunklen Seite der Heilung.

Nr. 4: Don't google!

Google deine Erkrankung nicht! Googele nicht deine Diagnose. Du wirst im Internet keine allgemeingültige Meinung finden, die genau auf deinen Schmerz zutrifft. Bedenke: Deine Situation und Du als Individuum, seid sehr, sehr, sehr einzigartig. Das heißt, wenn du eine Situation, eine Symptomatik googelst, wirst du niemals das Ergebnis finden, was du brauchst, sondern immer nur das, was du gerade möchtest.

Nr. 5: Keine teuren Fotos

Vermeide übertriebene Bildgebung. Bevor du dich in ein Röntgengerät, in ein MRT, in ein CT begibst, frage deinen Arzt, deinen Therapeuten, deinen Behandler: „Was ist die Fragestellung dieser Bildgebung. Wonach wird konkret gesucht?"
Man weiß mittlerweile, dass übertriebene Bildgebung und die daraus resultierenden Befunde eher dazu führen, dass deine

Schmerzwahrnehmung sich verstärkt, dass du eher in ein Katastrophisierungsmuster gerätst, als dass es tatsächlich sinnvoll ist. Hier darfst du mich auch wieder nicht falsch verstehen: Es gibt natürlich sinnvolle Momente ein Bild zu machen. Wenn du einen Verdacht auf Knochenbruch hast, wenn du länger andauernde Schmerzen hast, wenn du gegebenenfalls neurologische Symptomatiken hast, dann ist eine Bildgebung sinnvoll. Jedoch solltest du bedenken, dass nicht auf jedem Bild dein Schmerz sichtbar ist, sondern immer nur die Struktur, die das Bild eben zeigen kann. Näheres dazu findest du übrigens in dem Kapitel „Übertriebene Bildgebung".

03 | DEIN GEHIRN SPIELT DIR EINEN STREICH!

Stelle dir vor, du beugst dich nach vorne. Plötzlich schießt ein Schmerz in deinen Rücken. Du kommst wieder hoch und hast aktuell einen Hexenschuss. Erstmal nichts Dramatisches. Ein Hexenschuss ist in der Regel ein muskuläres Problem, das sich
Entweder von alleine oder
Mit wenig Therapie oft nach wenigen Tagen bis Wochen völlig wieder auflöst und auch nicht zwingend wieder zurückkommt.

Was passiert allerdings währenddessen in deinem Gehirn?
Während du dich nach vorne gebeugt hast, wurde in deinem Gehirn, genauer gesagt in der Landkarte wo deine Bewegungen abgespeichert sind, nämlich hinter deiner Stirn in einem Teil deines Frontalhirns ein Programm gestartet. Wir nennen dieses Programm jetzt einfach mal das „nach-vorne-beuge-Programm".
Du beugst dich nach vorne, das Programm ist aktiviert und während du dich nach vorne beugst, entsteht plötzlich in deinem Gehirn das „Schmerzprogramm". Das „Schmerzprogramm" findet in einem anderen Teil deines Gehirns statt, läuft aber parallel zu deinem "nach-vorne-beuge-Programm" ab. Du kommst wieder hoch und hast unwillkürlich beide Programme miteinander verbunden. Wir nennen das in der Neurologie Neurotags – miteinander verbundene Programme.
Dazu kommt jetzt noch ein drittes Programm, was es dir in Zukunft eventuell schwer macht dich wieder nach vorne zu beugen, nämlich ein sogenanntes „Emotionsprogramm".
Was ist passiert? Dein Gehirn hat gelernt. Es hat gelernt: Wenn ich mich nach vorne beuge, wird ein Schmerz stattfinden.
Und jetzt kommt das dritte Programm: Du hast Angst vor der Beugung nach vorne, weil du natürlich diesen Schmerz nicht noch einmal haben möchtest.
In deinem Gehirn sind also drei Programme unwillkürlich miteinander verbunden worden: Ein Bewegungsprogramm, ein Schmerzprogramm und

ein Angstprogramm. Das Problem ist, je öfter du diese Programme jetzt wieder abrufst, desto mehr trainiert dein Gehirn diese drei Programme – dieses Trainingskonzept. Du wirst besser darin werden in deiner Bewegung schlechter zu werden.

Je öfter du dieses Programm abrufst, desto mehr brennt sich dieses Programm ein und irgendwann sind diese Bausteine so sehr miteinander verbunden, dass es dir wahnsinnig schwer fallen wird diese wieder voneinander zu lösen. Irgendwann wird es so sein, wenn du das nicht durchbrichst – alleine oder mit deinem Therapeuten zusammen, dass du allein schon bei dem Gedanken an dein Bewegungsprogramm, d.h. wenn du daran denkst dich nach vorne zu beugen, direkt alle drei Programme zusammen abrufst.

Alleine der Gedanke löst schon die Angst aus, die mit der Beugung nach vorne und dem dazugehörigen Schmerz verbunden sind. Ein schönes Beispiel: Denke einmal an einen Zahnarztbesuch. Vielleicht bist du einer der Leute, zu denen ich mich teilweise selbst zähle, die alleine schon beim Gedanken an den Zahnarzt schwitzige Hände kriegen. Völlig unnötig! Du wirst wahrscheinlich jetzt gerade nicht beim Zahnarzt sitzen, dennoch löst allein der Gedanke schon die Angst davor aus. Fliegen – eine ähnliche Geschichte – Flugangst. Ich kenne Patienten, die denken an ein Flugzeug und bekommen direkt Herzrasen, obwohl bei weitem kein Flugzeug in der Nähe ist.

Was heißt das jetzt für dich bezogen auf deinen Bewegungsschmerz?

Das heißt, versuche deine drei Programme voneinander zu lösen. Stelle dir vor, du machst eine Bewegung, lasse dich darauf ein, dass du sie auch tatsächlich durchführen wirst und erwäge die Option, dass diese Bewegung wahrscheinlich nicht noch einmal weh tun wird. Du hast wahrscheinlich die Bewegung, die dir Schmerzen bereitet hat, in deinem Leben vorher schon 1 Mio. mal gemacht ohne, dass sie weh getan hat. Unser Gehirn brennt leider schmerzen schneller ein, als nicht-Schmerzen.

Löse dich von dem Gedanken, es müsse ja gleich weh tun. Führe die Bewegung durch, registriere in deinem Gehirn ganz bewusst, dass die

Bewegung jetzt wahrscheinlich besser war als vorher, danach löst sich relativ schnell auch die Angstkomponente, weil dein Gehirn unterbewusst lernt: „Die Bewegung hat nicht mehr weh getan. Ich muss vor dieser Bewegung keine Angst haben."

Dafür musst du sie allerdings durchführen. Unser Gehirn lernt nur das, was auf das Gehirn auch einprasselt. Du findest auf der nächsten Seite eine kleine Grafik unter der du diese drei genannten Punkte gleich nochmal nachschauen kannst. Also bewege dich! Lösche deine Software in deinem Gehirn und überspiele sie mit einem funktionierenden Bewegungsprogramm.

Unchained Learning

Verlerne die schmerzhafte Bewegung

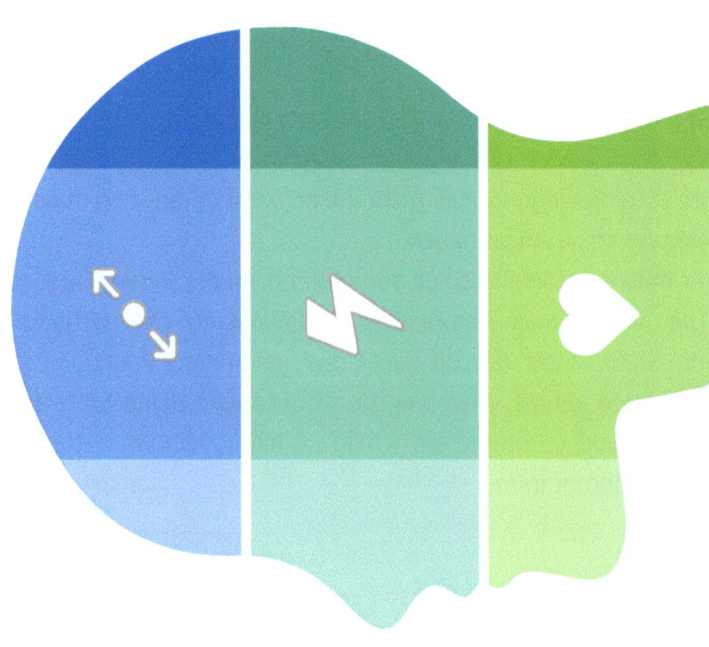

1 Bewegung

Die Bewegung an sich muss durchgeführt werden. Nur, was Du aktiv machst kann dein Gehirn auch einspeichern.

2 Schmerz

Die Wahrnehmung des Schmerzes muss verändert werden. Dein Gehirn muss lernen, dass keine Gefahr besteht.

3 Emotion

Die Emotion, die mit einer Bewegung gekoppelt ist muss verändert werden. So kann alleine der Gedanke an Schmerz diesen auslösen. Ebenfalls must Du Dogmen beseitigen, wie: "Bücken ist schlecht für den Rücken!"

Experiment | Der Nocebo-Effekt

Der Nocebo-Effekt (lat. nocebo = ich werde schaden) und der Placebo-Effekt (lat. placebo = ich werde gefallen) bezeichnen beide eine Reaktion auf eine Intervention ohne eine spezifische Wirkung. Im Gegensatz zur positiven Wirkung beim Placebo-Effekt erfolgt beim Nocebo-Effekt aber eine negative Reaktion.

Wir sind, gerade bei Thema Schmerzen, von unzähligen Nocebos umgeben. Die scheinbar kaputte Wirbelsäule, der Blitz, der ins Bein einschießt, die herausgesprungene Bandscheibe. Eine schier unendliche Liste.

Dabei ist das alles ein Prozess, der im Gehirn entsteht, wie folgende Experimente und Fälle zeigen:

An der Uniklinik Eppendorf in Hamburg wurden mehreren Versuchsteilnehmern mit einer Heizplatte Schmerzen zugefügt. In einem Durchgang erhielten die Probanden ein Schmerzmittel. Das wurde ihnen auch gesagt – daraufhin gaben die meisten Testpersonen an, kaum Schmerzen zu empfinden. Bei einem anderen Durchgang wurde den Patienten ebenfalls gleich viel Schmerzmittel gegeben, aber gesagt, es wäre eine Kochsalzlösung ohne jede Wirkung – woraufhin die Schmerzen fast so schlimm waren wie bei einem weiteren Durchgang ohne jegliches Schmerzmittel.

Und einige Studien haben bereits belegt: Wer ausführlich den Beipackzettel eines Medikaments studiert oder im Detail vom Arzt oder Apotheker über Nebenwirkungen aufgeklärt wird, der leidet auch häufiger unter diesen Folgen, selbst wenn sie nur lästig und ungefährlich sind.

Bekannt sind Fälle von Suizidversuchen mit Placebo-Präparaten, die beinahe gelungen sind, da der Proband so stark an die Wirkung glaubte, dass sie tatsächlich in einem gewissen Rahmen eintraten.

Bekannt geworden ist besonders der Fall von Derek Adams, der sich im Jahr 2007 wegen eines Streits mit seiner Freundin umbringen wollte. Er hatte ein Antidepressivum erhalten und nahm nun die ganze Packung des Medikaments ein. Er wusste nicht, dass sein behandelnder Arzt ihm lediglich

Zuckerpillen verabreicht hatte. Dennoch war sein Kreislauf kollabiert, die Kraft des Nocebos hätte ihn beinahe getötet. Erst die Information seines Arztes über die Unwirksamkeit verbesserte die Symptome wieder (u.a. Czycholl 2009).

Laut Jensen et al. (2014) hängt die Wirkungsweise vor allem mit unbewussten, evolutionär gefestigten Lernprozessen zusammen. Wir Menschen hätten gelernt, auf Angst schnell zu reagieren. Hier seien sowohl bewusste Erwartungshaltungen wie Konditionierungsprozesse beteiligt.

Im Falle von Schmerzspritzen oder -tabletten beispielsweise hätten wir über die Jahre gelernt, dass dem unangenehmen Gefühl die Wirkung folge. So wirken Kopfschmerztabletten in der Regel bereits vor Einsetzen der pharmakologischen Möglichkeiten.

Was heißt das für Dich?

Wenn Du merkst, dass sich gerade ein negativer Verstärker, ein Gedanke, der dazu führt, dass es dir schlechter geht aufbaut, so hinterfrage Dich, ob Du nicht vielleicht dem Nocebo-Effekt unterliegst. Im Zweifel hole Dir eine neutrale Person deines Vertrauens dazu und lasse diese die Situation beurteilen.

„Es kommt darauf an, den Körper mit der Seele und die Seele durch den Körper zu heilen."

Oscar Wilde

04 | FÜNF FAKTEN, DIE DU BEI RÜCKENSCHMERZEN KENNEN MUSST

Nr. 1: Nur mit einem geraden Rücken solltest du Gewichte heben.

Diese Annahme ist leider sehr weit verbreitet. Immer wenn du ein Gewicht hebst, nimm dies bitte nah an deinen Körper, gehe in die Knie, mit dem Gesäß zum Boden und hebe das Gewicht gerade nach oben.

Warum ist diese Annahme so weit verbreitet? Man geht und ging lange von einem Modell aus, dass wenn du dich mit einem Gewicht nach vorne beugst, die Kräfte, die auf deine Bandscheibenstrukturen, auf deine Wirbelsäulengelenke herrschen, zu groß sind, dass diese Wirbelsäule diese aushalten kann. Wir wissen heute aus Untersuchungen mit Gewichten bis zu 12kg, also ein Sixpack Mineralwasser, dass es für die Wirbelsäule insbesondere für die Lendenwirbelsäule egal ist, ob du das Gewicht nah an deinem Körper trägst oder, ob du es mit einer vorgebeugten Haltung nach oben nimmst.

Andere Studien haben gezeigt, dass es nahezu unmöglich ist ein Gewicht nach oben zu nehmen und es hochzuheben, ohne, dass deine Lendenwirbelsäule auch nur minimal in Beugung geht.

Das Bild der geraden Wirbelsäule, die Kräfte gut abfangen kann entspricht nicht der Wirklichkeit. Unsere Wirbelsäule ist, wenn man sie von vorne und dann von der Seite betrachtet, eine von Natur aus gebogene Struktur. Diese Struktur ist dafür zuständig, Kräfte – Federungskräfte – zu entwickeln. Wenn du ein Gewicht hochnimmst, kann deine Wirbelsäule das bis zu einem gewissen Grad und je nach deiner Konstitution, gut abfedern.

Ich würde dir dennoch einen Tipp geben: Wenn du Gewichte hochnimmst, mache dies nicht zwingend ruckartig, wenn du das vorher noch nie gemacht hast und versuche ein wenig deine Atmung zu kontrollieren. Baue ein wenig Druck in deinem Bauchraum auf, vielleicht durch eine Einatmung, die du kurz hältst und wenn du das Gewicht nach oben nimmst, halte diese Luft drin oder atme leicht aus, so dass deine Wirbelsäule von vorne ein wenig Gegendruck hat.

Nr. 2: Ein starker Rücken kennt keine Schmerzen.

Wir wissen heute, dass die Kraftentfaltung deiner Rückenmuskulatur und ein damit korrelierender (also zusammenhängender) Schmerz nicht zwingend in Verbindung stehen. Das würde heißen, dass Leute, die viel Krafttraining machen, die eine gute Muskulatur haben, deutlich weniger Schmerzen haben als Leute, die kaum trainieren und eher eine schwache Muskulatur haben. Dem ist aber nicht so!

Man kann festhalten, dass der Fakt, dass du dich für dein Training bewegst und vielleicht dann eher einen gesunden Lebensstil pflegst, ausschlaggebend ist, dass du wahrscheinlich weniger Rückenschmerz hast, aber nicht zwingend die Tatsache, dass dein Rücken stärker ist.

Löse dich von dem Bild, nur ein gerader, starker Rücken hat keine Schmerzen. Ich würde dir empfehlen eine gesunde Lebensführung auf allen Ebenen, d.h. Ernährung, Bewegung, soziales Umfeld, Stressmanagement, körperliche Gesundheit, um einen Rückenschmerz möglichst klein zu halten. Bedenke jedoch, Rückenschmerz ist normal. Jeder Mensch hat statistisch betrachtet in seinem Leben auch ohne Unfall, ohne Trauma mehrmals innerhalb seiner Lebenszeit Rückenschmerzen ohne, dass größere Verletzungen vorliegen.

Nr. 3: Bei Rückenschmerzen solltest du dich schonen.

Löse dich auch von diesem Gedanken. Wie schon in Kapitel 2 beschreiben, ist das falsch! Wir wissen heute, dass Rückenschmerz nicht geschont werden sollte aus mehreren Gründen. Ich nenne dir hier zwei:

Punkt Nr. 1: Während du dich schonst sinkt nachgewiesenermaßen deine Schmerzschwelle am Sinken. Je mehr du dich schonst, desto geringer wird deine Schmerzschwelle. Das heißt, wenn du dich schonst und eine gewisse Schmerzschwelle hast, danach wieder aufstehst, wird deine Schmerzschwelle wesentlich geringer sein und es kann sein, dass Bewegungen, die vorher noch keinen Schmerz ausgelöst haben, plötzlich Schmerzen auslösen unabhängig von einer Verletzung.

Punkt Nr. 2: Während du dich schonst, kann das Gewebe nicht optimal zirkulieren. Du brauchst für gegebenenfalls leichte Entzündungsprozesse innerhalb deiner Wirbelsäule an deiner Muskulatur Zirkulation, den Austausch von Flüssigkeiten, Sauerstoff rein, verbrauchtes Blut (mit ggf. Entzündungsstoffen) wieder raus aus dem Gewebe. Das förderst du über Bewegung. Wenn du akute Rückenschmerzen hast solltest du dich in einem moderaten Ausmaß bewegen.

Nr. 4: Schmerzmittel helfen nur bedingt.

Analgetika, wie Ibuprofen, Paracetamol, Diclofenac helfen i.d.R. nur sehr, sehr bedingt. Solltest du die eben benannten Tipps einhalten, wirst du aller Wahrscheinlichkeit nach wenig bis gar keine Schmerzmittel brauchen.

Studien haben gezeigt, dass ein moderates Bewegungstraining genauso effektiv sein kann, wie eine Schmerzmittelgabe. Ich möchte jetzt wieder ein Stück zurückrudern. Solltest du jedoch Ausstrahlungen, massivste Schmerzen, neurologische Ausfälle haben, solltest du dringend einen Arzt konsultieren oder einen guten Therapeuten, der wiederum dafür sorgt, dass du eine optimale Einstellung an Medikamenten erhältst. Aber, bezogen auf den unspezifischen Rückenschmerz, der ohne Ursache, ohne erkennbare Ursache, ohne Ausstrahlung plötzlich da ist, da solltest du eher erstmal ein Bewegungsprogramm initiieren, als zu Schmerzmitteln greifen.

Nr. 5: Das muss die Bandscheibe sein!

Du denkst, du hast Rückenschmerzen, vielleicht erstmalig in deinem Leben, vielleicht in einer Intensität, die du bislang nicht kanntest – das muss doch ein Bandscheibenvorfall sein. Die Wahrscheinlichkeit, dass dein Rückenschmerz ein Bandscheibenvorfall ist, der dir tatsächlich jetzt im Moment so richtig Schmerzen bereitet, ist sehr, sehr, gering.

Von 100 Patienten mit unspezifischem Rückenschmerz findet sich als Ursache in der Diagnostik ein zugrunde liegender Bandscheibenvorfall.

Stell dir die Frage: Bin ich wirklich dieser eine von 100? Habe ich neurologische Erscheinungen, wie Kribbeln oder massivsten Nervenschmerz? Habe ich Lähmungserscheinungen? Habe ich gegebenenfalls Verlust meiner Blasenkontrolle vielleicht sogar meiner Darmkontrolle?

Wenn du diese drei Fragen bejahen kannst, solltest du unverzüglich ein Krankenhaus aufsuchen. Falls das nicht der Fall ist, falls dein Rückenschmerz in gewissen Bewegungssituationen besser ist, falls dein Rückenschmerz durch Lagepositionen besser wird, hast du aller Wahrscheinlichkeit nach einen sogenannten unspezifischen Rückenschmerz.

Halte dich an diese fünf Regeln und dein Rückenschmerz wird in aller Regel erstmal weniger statt mehr werden.

Übrigens: Im nächsten Kapitel geht es speziell um das B-Wort.

Mikronährstoffe bei Osteoporose

Vitamine

Vitamin D3 | bis 4000 IE (bzw. mind. 60 IE pro kg Körpergewicht)

Vitamin K | 250 bis 100 Mikrogramm (µg)

Mineralien

Calcium | bis 1.000 mg

Zink | 15 mg

Weitere Nährstoffe

Kollagenhydrolysat | 5 – 10 Gramm

Bezugsquellen im Anhang

Das Wissen rund um das Thema Bandscheibenvorfälle ist oft sehr, sehr fehlerbehaftet und das kommt dir eventuell als Patient überhaupt nicht zu Gute. Ich möchte dir 5 Fakten zum Thema Bandscheibenvorfälle nennen, die dein Weltbild hierzu eventuell und hoffentlich verändern.

Nr. 1: Bandscheibenvorfälle sind relativ normal.

Einen Bandscheibenvorfall darfst du in deinem Kopf nicht verbinden mit Rollstuhl und Krücken. Ein Bandscheibenvorfall gehört ähnlich wie faltige Haut, graue Haare und übrigens auch Arthrose zu völlig normalen biologisch altersbedingten Erscheinungen, die dein Körper im Laufe der Zeit zeigt.
Studien haben gezeigt, dass Bandscheibendegeneration schon bei 30-jährigen nicht schmerzbehafteten Menschen zu einer Wahrscheinlichkeit von über 50% vorkommen. Dazu kommt, dass weitere Studien ergeben haben, dass asymptomatische Patienten, d.h. Patienten die keine Schmerzen haben, weit über 60% ab dem 50. Lebensjahr Bandscheibendegeneration im Bild, also im MRT nachweisbar sind.
Bedenke, wenn du vielleicht einen Bandscheibenvorfall hast, der dir akut Probleme macht, oder du auf einem Bild – einem MRT oder einem CT- einen Bandscheibenvorfall nachgewiesen bekommst, dass das eine relativ normale Erscheinung ist, die auch wieder ausheilen kann.

Nr. 2: Bandscheibenvorfälle heilen aus. Ja, tatsächlich!

Und das teilweise sogar ohne therapeutische Intervention, ohne Medikamente, ohne Therapie, ohne Operation. Innerhalb von sechs bis acht Wochen zeigt eine große Anzahl von Bandscheibenvorfällen, egal welcher Schwere, spontane Rückbildung, zum Teil bis zu 100%.

Wenn du nun einen akuten Bandscheibenvorfall hast, tritt in deinem Körper ein gewisser Wasserfall in Kraft, eine Entzündungsreaktion, eine Gegenreaktion deines Körpers gegen eine akute Gefahrensituation. Der Körper möchte diesen Defekt reparieren und schafft es in aller Regel auch. Merke dir: Bandscheibenvorfälle heilen wieder aus, es sind keine Dauerbaustellen. Du solltest einen Bandscheibenvorfall eher in die Kategorie eines umgeknickten Fußes oder eines verrenkten Kniegelenkes packen, anstelle in die Schublade, in der eventuell die Querschnittslähmung liegt.

Nr. 3: Versuche (wie so oft) in Bewegung zu bleiben!

Wir wissen heute, dass auch akute Bandscheibenvorfälle am besten direkt wieder in Bewegung gebracht werden sollten. Ein paar Ausnahmen gibt es selbstverständlich.

Solche Vorfälle, die operationswürdig sind mit massiven neurologischen Einschränkungen und vielleicht Verlust von einigen Körperfunktionen, ABER der Bandscheibenvorfall, der NUR „mit einem Schmerz behaftet" ist, sollte bewegt werden. Durch Bewegung verbesserst du die lokale Zirkulation, d.h. die Durchblutung auf Ebene deiner kleinen Verletzung. Du sorgst dafür, dass Stoffe, die dir Schmerzen bereiten, die Gefahr für dein Gewebe bedeuten, ausgeschwemmt werden, dass das Gewebe besser ausheilen kann und wenn du in Bewegung bleibst, wird deine körpereigene Apotheke in deinem Gehirn immer weiter schmerzhemmende Stoffe produzieren, die es dir wiederum leichter machen dich zu bewegen. Also: Bleibe in Bewegung!

Nr. 4: Selten muss operiert werden.

Solltest du keine massiven neurologischen Ausstrahlungen haben, Ausstrahlungen in den Arm bei Bandscheibenvorfällen im Halswirbelbereich, Ausstrahlungen ins Bein, massive Lähmungserscheinungen, Verlust deiner Blasenkontrolle, deiner Darmkontrolle, wenn das alles nicht der Fall ist, ist in aller Regel (mit wenigen Ausnahmen natürlich) eine Bandscheiben-OP nicht sinnvoll und nicht dein Mittel der Wahl. Bedenke, dass eine Operation immer auch mit einem Narkoserisiko, sowie mit potentiellen Wundheilungsstörungen und weiteren Risiken verbunden ist.

Der letzte Punkt. Nr.5. Bandscheiben springen nicht raus!

Nichts im Körper springt raus. Diese Überzeugung „mir ist eine Bandscheibe rausgesprungen" oder „meine Bandscheibe springt immer wieder raus", bitte löse dich von diesem Bild. Deine Bandscheiben sind Pufferzonen zwischen deinen Wirbelkörpern, die von allen Seiten mit Bindegewebe, mit sehr straffen Bandstrukturen, Gelenkstrukturen, Knochen und Muskeln umgeben sind.
Es kann passieren, dass tatsächlich leichte Vorwölbungen entstehen, oder, dass eine Bandscheibe in sich einen Defekt erleidet, wodurch wiederum andere Stoffe in Richtung des Wirbelkanals austreten, aber die Bandscheibe springt nicht raus und springt wieder rein. Niemals, weder jetzt, noch in Zukunft.

Diese fünf Fakten sollten dir helfen, falls du in der Situation bist, oder warst, dass du einen Bandscheibenvorfall hast oder hattest, mit dieser Situation besser klar zu kommen. Du findest auf der nächsten Seite die Infografik hierzu.

Akuter Bandscheibenvorfall

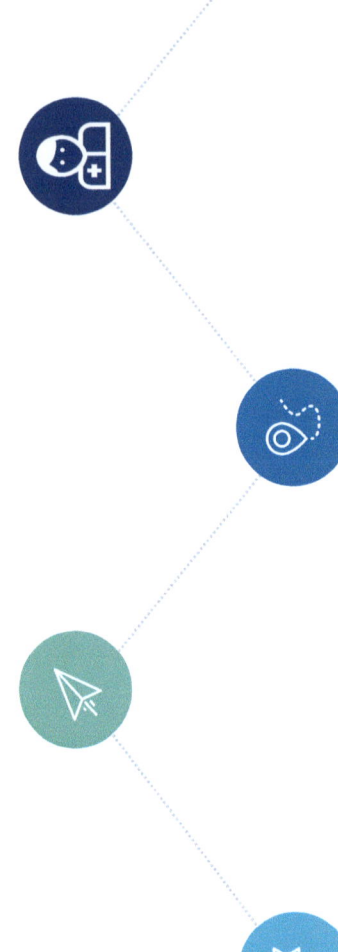

Bandscheibenvorfälle heilen aus!

Innerhalb von 6-8 Wochen heilen große Teile eines akuten Vorfalls aus.

OPs sind selten nötig!

Nur etwa 1 – 2 % aller Vorfälle müssen operiert werden.

Bandscheiben platzen nicht!

Niemals! Und Sie springen auch nicht raus.

Bleibe in Bewegung!

Bewegung verbessert die Heilung und hemmt die Überempfindlichkeit deiner Nerven.

Bandscheibenvorfälle sind normal!

Sie gehören zu normalen, biologischen Erscheinungen, die im Laufe eines Lebens auftreten.

Mikronährstoffe bei Bandscheibenvorfällen

Vitamine

Vitamin D3	bis 4000 IE (bzw. 60 IE pro kg Körpergewicht)
Vitamin C	3 Gramm

Weitere Nährstoffe

Glucosaminsulfat	1.000 bis 2.000 mg
Chondroitinsulfat	600 bis 1.200 mg
Hyaluronsäure	50 bis 100 mg
Kollagenhydrolysat	5 – 10 Gramm
Omega-3-Fettsäuren	2.000 mg mit 600 bis 800 mg EPA
Curcumin	1000 mg
Bromelain	bis 3000 F.I.P. (als magensaftresistente Kapsel)
Resveratrol	5 bis 10 Milligramm

Wenn neurologische Defizite, wie <u>Ausstrahlungen oder Lähmungen</u> vorhanden sind, dann zusätzlich:

Vitamin B1	bis 100 mg
Vitamin B6	bis 100 mg
Vitamin B12	500 - 1.000 µg

Bezugsquellen im Anhang

06 | ÜBERTRIEBENE BILDGEBUNG – TEURE FOTOS

Du suchst auf einem Röntgen oder auf einem MRT-Bild deine Schmerzen? Da wirst du wahrscheinlich nichts finden. Warum das so ist erkläre ich dir gerne!

Wir wissen heute, dass Schmerzen neurologische Prozesse sind, die immer in deinem Gehirn entstehen und, dass diese Schmerzen nicht zwingend mit einem Gewebeschaden einhergehen müssen.

Übertriebene Bildgebung ist einer von vielen Risikofaktoren, die zur Chronifizierung von Schmerzen beitragen. Ebenfalls ist heute bekannt, dass eine zu schnelle Bildgebung, also die Aufdeckung von eventuell strukturellen Veränderungen bei dir dazu führen kann, dass in deinem Kopf sich sein Schmerz deutlich verstärkt, weil du weißt, dass du eine Veränderung hast und diese vielleicht nicht einsortieren kannst.

Ich möchte dir ein Beispiel aus meiner Praxis geben: Ich hatte einen Patienten, der kam mit Brustwirbelsäulenschmerzen zu mir. Das war nicht verwunderlich, da er eine Tätigkeit hatte, die wahnsinnig monoton innerhalb einer Fabrik war, bei der er tausende Mal am Tag die gleiche Bewegung durchführte. Er kam an mit seinem Schmerz, wir haben ihn auch relativ erfolgreich behandelt, bis er plötzlich einen Rückfall hatte. Daraufhin wurde ziemlich zügig eine Bildgebung gemacht. Der Patient war damals Mitte 50. Bei der Bildgebung wurde festgestellt, dass er diverse Bandscheibendegenerationen hat.

Leider – und das passiert sehr häufig – wurde der Patient mit dieser Aussage und mit seinen Bildern allein gelassen. Diese Idee oder dieser Fakt, dass er Bandscheibendegeneration hat, führte bei dem Patienten dazu, dass er sich nicht mehr traute sich zu bewegen, weil er mit diesem Fakt nichts anzufangen wusste. Es führte dazu, dass er arbeitsunfähig geschrieben war – ein zusätzlich Schmerz verstärkender Faktor – und tatsächlich in eine psychosomatische Reha musste, um dieses Geschehen rückwärts aufzuarbeiten. So kann übertriebene Bildgebung, wenn sie nicht wirklich Sinn macht, dazu führen, dass sich dein Schmerz deutlich chronifiziert.

Du wirst auf einem MRT-Bild niemals einen Schmerz finden. Du wirst strukturelle Veränderungen finden. Du wirst eventuelle Knochenbrüche, Weichteilschäden, eventuelle Tumore oder Anomalien finden, aber stelle dir und deinem dich überweisenden Arzt oder Therapeuten immer die Frage: Was ist das Ziel der Bildgebung? Was möchte gefunden werden? Nach was suchen wir? Was ist der Grund, dass wir jetzt diese Aufnahme machen?

Aus groß angelegten Studien, unter anderem an der TU München, bei der Lufthansa durchgeführt, wissen wir, dass bei nicht schmerzbehafteten Patienten – konkreter gesagt – bei schmerzlosen Menschen, Wirbelsäulenveränderungen bis hin zu Gleitwirbeln, also eigentlich ein Problem, bei dem man sogar sagt, man könnte sogar operieren, gefunden werden, ohne, dass diese Menschen jemals Schmerzen in diesem Bereich hatten.

Ich möchte dir ein paar Zahlen nennen: Auf allen Gelenkebenen können solche Veränderungen ohne Schmerzen gefunden werden. Beispielsweise werden bei Patienten, die keinerlei Beschwerden haben, im Bereich der Schulter durch MRT-Aufnahmen bei 96% arthrotische Veränderungen festgesellt. 96% - da ist die 100 nicht weit weg! Bei 54% können im Bereich der Schulter, im Bereich der Rotatorenmanschette sog. Rotatorenmanschettenrupturen oder Teilrupturen festgestellt werden. Eigentlich ein operationswürdiger Befund, hätte der Patient tatsächlich Schmerzen.

Im Bereich der Wirbelsäule ist das ganze sogar noch ein bisschen konkreter fassbar. Patienten – schmerzfreie Patienten – im Alter von 40 Jahren haben zu 68% Bandscheibendegeneration. Betrachte eine Bandscheiben-degeneration, also ein Bandscheibenabbauprozess, mehr als eine natürliche Erscheinung deiner Wirbelsäule.

Bandscheibendegenerationen kommen vor. Bei Patienten um die 50 Jahre ist die Wahrscheinlichkeit sogar 80%. Bist du 50 Jahre alt, hast keine Rückenschmerzen, gehst in ein MRT, lässt ein Bild machen, wirst du mit einer Wahrscheinlichkeit von 80% eine Bandscheibendegeneration finden.

Am Kniegelenk ist es ähnlich. Bei 72% aller nicht schmerzbehafteten Menschen werden Osteophyten festgestellt. Osteophyten sind kleine Überstände am Knochen. Osteophyten sind eines von vier arthrotischen Zeichen. Wenn also an deinem Gelenk Osteophyten gefunden werden, bist du relativ schnell in der Diagnose einer Kniegelenksarthrose ohne, dass du vielleicht an diesem Gelenk Schmerzen hattest.

Ähnlich sieht es bei Knorpelschäden aus. Mit einer Wahrscheinlichkeit von 68% werden an einem schmerzlosen Gelenk Knorpelschäden gefunden.

Was sollte das für dich jetzt heißen?

Bildgebung ist sinnvoll. Die Fragestellung sollte im Vorfeld einer Bildgebung nur sein: Wonach wird konkret gesucht und was ist der Anhaltspunkt, weswegen wir jetzt zu diesem Zeitpunkt ein Bild machen? Der normale Ablauf sollte sein, dass du eine Symptomatik hast, dass dein Arzt oder dein Therapeut feststellen, wir müssen weitere Verfahren anwenden, um diesen Befund zu vervollständigen. Leider ist es oftmals so, dass dieser Schritt gespart wird und direkt das Bild gemacht wird und dann versucht man das Bild mit der Symptomatik übereinzubringen. Das kann zu groben Fehleinschätzungen deiner Symptomatik und tatsächlich auch zur Chronifizierung beitragen.

Bedenke, ein Bild, ein Röntgenbild, ein CT, ein MRT, egal welche Art der Bildgebung ist nur ein Foto, wenn auch ein sehr hoch auflösendes und sehr teures Foto deines Körpers in der aktuellen Situation. Es sagt nichts über Funktion aus, es sagt nichts über Schmerz aus. Betrachte ein Röntgenbild, ein MRT-Bild, ein CT-Bild wie ein Foto eines Telefons. Du siehst, es ist ein Telefon, du siehst aber nicht, ob es klingelt und du siehst auch nicht wer dran ist. Wenn du ein anderes Beispiel brauchst, vergleiche das Bild mit einer Pizza. Du siehst, es ist eine Pizza, du weißt aber noch gar nicht, ob sie dir überhaupt schmecken wird oder ob sie warm oder kalt ist.

Von daher, wenn du das nächste Mal ein Bild von deinem Körper gemacht bekommen sollst, stelle dir und deinem Behandler die Frage: Warum wird dieses Bild gemacht und welche Möglichkeiten entstehen nachdem das Bild ausgewertet ist.

Veränderungen der Halswirbelsäule bei Menschen ohne Schmerzen

86%

Einrisse

...des Faserrings der Bandscheiben der Halswirbelsäule müssen keine Beschwerden verursachen.

79%

Bandscheibenvorfälle

... gehören auch ohne Beschwerden zu normalen Vorkommnissen in der HWS. Entscheidend sind die passenden Symptome.

88%

Bandscheibenvorwölbung

Ca. 9 von 10 Menschen ohne Beschwerden zeigen im Bild Bandscheibenvorwölbungen. Also: Keine Panik!

98%

Sichtbarer "Verschleiß"

Man sieht den Wirbeln der Halswirbelsäule an, dass diese benutzt worden ist. So solltest Du "Verschleiß" ab jetzt betrachten.

Quelle: Okada et al 2011; Nakashima et al 2015; Lee et al, 2013

Experiment | Dein Schmerz ist konditionierbar

Es ist möglich einen Lernprozess aufzubauen, um deinen Schmerz anders wahrzunehmen.

Wissenschaftler wissen seit Jahren, dass sich ein anhaltender Schmerz in einem Körperteil verringert, wenn einem anderen Körperteil ein neuer Schmerz zugefügt wird. Diese Schmerzblockade ist eine physiologische Reaktion des Nervensystems, um dem Körper zu helfen, mit einer womöglich relevanteren neuen Gefahr fertig zu werden. Man nennt diesen Effekt „Gate-Control-Effekt"

Um dieses „Schmerz blockiert Schmerz"-Phänomen näher zu untersuchen, wurden einem Probanden am Fuß schmerzhafte elektrische Impulse verabreicht (erster Schmerz), woraufhin die Intensität des entsprechenden Schmerzes gemessen wurde.

Der Proband wurde dann gebeten, die Hand in einen Eimer mit Eiswasser zu halten (neuer schmerzhafter Reiz, der zu einer Reduktion des ersten Schmerzes führt). In dem Moment, in dem der Proband dies tat, ertönte über Kopfhörer das Klingeln eines Telefons.

Nach mehrmaligem Wiederholen dieses Vorgangs, konnte man beobachten, dass der von der elektrischen Stimulation verursachte Schmerz reduziert wurde, wenn nur das Klingeln ertönte.

Das Gehirn war so konditioniert worden, dass das Klingeln den physischen Mechanismus zur Schmerzblockade des Körpers auslöst.

Die Testpersonen fühlten nicht nur deutlich weniger Schmerz, es wurden auch weniger objektive Anzeichen von Schmerz beobachtet – zum Beispiel Aktivität in den Muskeln, die ein Schmerzempfinden im Gesicht ausdrücken, wie *etwa* Stirnrunzeln. An dem Test nahmen insgesamt 32 Personen teil. Was heißt das für Dich?

Versuche in Phasen, in denen es Dir gut geht einen bewussten Anker zu bauen. So wie im Experiment beschrieben einen Ton deines Handys oder ein anderer neutraler Reiz. Diesen verbindest du ganz bewusst mit deinem Zustand der Schmerzarmut. Dein Gehirn wird es dir danken.

„Die Gesundheit ist wie das Salz. Man bemerkt nur, wenn es fehlt."

Sprichwort aus Italien

07 | DER WIRBEL SPRINGT NICHT RAUS - NIEMALS

Ein Wirbelkörper kann nicht rausspringen!

Mit Aussagen wie: „Mein Wirbel ist rausgesprungen.", bin ich in der Praxis jeden Tag konfrontiert. Ich räume ein für alle Mal mit dem Mythos des rausspringenden Wirbels auf.

Ein Wirbel kann aus seiner festen Situation nicht rausspringen. Sollte so etwas passieren, was durchaus bei sehr starken Verletzungen - Autounfällen, Arbeitsunfällen - passieren kann, kommt es zu schwersten Rückenmarksverletzungen.

Löse dich bitte von dem Bild: Ein Wirbel verlässt seine Position, ist irgendwo anders und muss wieder zurück in diese Position gebracht werden. Das, was man landläufig damit meint „mein Wirbel ist rausgesprungen", bezeichnen Therapeuten und Ärzte als ein blockiertes Segment. Dies ist allerdings etwas völlig anderes.

Ich möchte dir das kurz erklären, was dabei wirklich passiert und welche Möglichkeiten du hast ein blockiertes Segment selbst zu lösen. Unter einem blockierten Segment verstehen wir heute einen Zusammenschluss aus Wirbelkörpern, einer Kapsel und einem Muskel, der dafür sorgt, dass ein Gelenk unbeweglich geworden ist. Durch eine gesteigerte muskuläre Aktivität, durch einen Hartspann, das ist eine Art „Muskelkrampf" ist ein Gelenk unbeweglich geworden. Diese Unbeweglichkeit sorgt dafür, dass gewisse Nervenenden innerhalb dieses Gelenks und im Bindegewebe dessen ein Signal an dein Gehirn schicken, welches du als Schmerz wahrnimmst. Wenn du allerdings der Meinung bist, dass dein Wirbel rausgesprungen ist, und du dieses Bild im Kopf hast, wird dieser Schmerz im Kopf immer größer werden.

Zusammengefasst:

1.Löse dich erstmal vom Bild des herausgesprungenen Wirbels.

Zurück zu unserem Gelenk: Das Gelenk ist blockiert, der Muskel hat sich zusammengezogen und das Gelenk ist unbeweglich geworden. Therapeuten, Ärzte, aber auch du als Patient, als schmerzgeplagter blockierter Patient, kannst selbst daran etwas tun.

2. Bringe dich wieder in Bewegung.

Du kannst dieses blockierte Gelenk durch gezielte Belastung, durch gezielte Bewegung wieder aus seiner Situation befreien. Es muss nicht immer knacken! Es muss nicht immer ein chiropraktischer Eingriff erfolgen. Wir wissen heute, dass eine Schleife aus übersensiblen Nervenfasern dazu führt, dass dein Gehirn Schmerz empfindet und dieser Schmerz wiederum dazu führt, dass der Muskeltonus, d.h. die Muskelspannung sich nochmals steigert.

Ärzte, wie Therapeuten haben auch Möglichkeiten diesen Kreislauf zu durchbrechen. Man könnte theoretisch an dieser Stelle eine Substanz injizieren mittels einer Spritze, die diesen Muskel löst, dann machst du eine Bewegung und das Gelenk ist wieder frei.

Therapeuten, Chiropraktiker, Osteopathen können dieses Gelenk manuell mit Handgriffen wieder aus der Schmerzsituation befreien. Dennoch ist es essentiell, dass dieses Gelenk bewegt wird. Chiropraktische Eingriffe sind nicht ganz ohne Gefahr, sind aber auch nicht so gefährlich wie sie oft dargestellt werden. Bei einem guten Therapeuten werden im Vorfeld diverse Fragen und eine Unmenge an Tests durchgeführt, um die Gefahr zu minimieren. Wenn du das nächste Mal das Gefühl hast oder der Meinung bist, du hast einen rausgesprungenen Wirbel, bedenke, er ist nicht rausgesprungen, er ist nur blockiert. Bringe ihn selbst schon einmal in Bewegung, suche einen Arzt oder Therapeuten auf, lasse dich gegebenenfalls behandeln und danach, bringe dein Gelenk gezielt in Bewegung, um diesen Kreislauf weiterhin zu durchbrechen und ihn gegebenenfalls völlig auszulöschen. Bis dahin vergiss bitte nicht: Der Wirbel springt nicht raus! Niemals.

Der rausgesprungene Wirbel

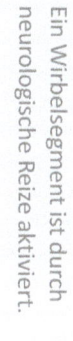

Ein Wirbelsegment ist durch neurologische Reize aktiviert.

Ein angespannter Muskel sorgt für Unbeweglichkeit und Schmerz.

Bewegung hilft fast immer. Ruhe sorgt eher für eine Verschlimmerung.

Der Wirbel ist rausgesprugen oder verhakt.

Dieser kann von Beckenschiefstände bis zu Allergien fast alles auslösen.

Der Wirbel muss mechanisch wieder reingedrückt warden, nur so kann alles wieder funktionieren.

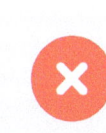

„*Gesundheit bekommt man nicht im Handel, sondern durch den Lebenswandel*".

Sebastian Kneipp

08 | BEINLÄNGENUNTERSCHIED? SUPER! DU BIST NORMAL.

Beinlängenunterschiede sind ein riesen Thema in jeder therapeutischen Praxis. Jeden Tag begegnen mir in meiner Praxis Patienten, die mir mitteilen, dass sie unterschiedlich lange Beine haben.

Das Problem bei einer solchen Annahme ist, dass man davon ausgeht, dass ein Unterschied von wenigen Millimetern dafür sorgt, dass das komplette Körpersystem aus dem Lot gerät. Das ist leider oder besser gesagt zum Glück nicht der Fall.

Der Körper ist ein sehr anpassungsfähiges System und wenige Millimeter Unterschied bringen dieses System nicht zum Kippen. Untersuchungen haben gezeigt, dass 90% der Bevölkerung unterschiedlich lange Beine bis zu 2cm haben.

Ich persönlich habe einen Beinlängenunterschied rechts zu links von fast 2cm. Mein rechtes Bein ist ein gutes Stück kürzer. Ich hatte damit noch nie Probleme, bis ich damit angefangen hab, einem damals Bekannten einen Gefallen zu tun und mir das ganze ausgleichen zu lassen. Ich habe mir eine Einlage besorgt, hab diese 1,5-2cm ausgeglichen. Wenige Tage danach tat mir das Knie weh, dann die Hüfte, dann der Rücken und ich fühlte mich völlig aus dem Lot. Unser Körper hat vom Fuß über Knie über Hüfte über Becken bis zum Kopf wahnsinnig viele Stellmechanismen, um minimalste Beinlängenunterschiede auszugleichen.

Man weiß heute, dass Beinlängenunterschiede bis zu 2cm nicht ausgeglichen werden sollten oder müssen. Man kann natürlich versuchen diese auszugleichen über eine Einlage oder über einen Funktionsschuh, aber lasse dich nicht auf das Gedankenspiel ein, dass deine Beine gleich lang sein müssen. Bedenke, unser Körper hat vielfältige Möglichkeiten das Ganze auszugleichen.

Solltest du nach einer Einlagenversorgung merken, dass deine Beschwerden mehr werden oder vielleicht auch nicht besser werden im Vergleich zu vorher, lasse dich vielleicht auf die Idee ein, dass von der Natur aus deine Beine ungleich lang sind und versuche deinen Körper in Bewegung zu halten, statt auf statischen Modellen zu arbeiten und das Ganze möglichst auf ein gleiches Level zu bringen. Also wenn du dir das nächste Mal Einlagen besorgst, beachte bitte das wenige Millimeter deine ganze Körperstatik nicht aus dem Lot bringen und dich auch nicht katapultartig nach vorne befördern.

9

von 10 Menschen
haben ungleich
lange Beine.

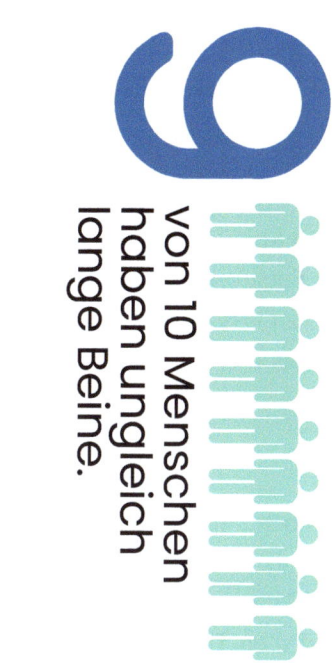

1

von 10 Menschen hat
gleich lange Beine.

- Beinlängenunterschiede
bis zu einem Zentimeter
sind als normal zu
betrachten.

- Ab einem Unterschied
von 2 cm sollte man einen
Ausgleich in Betracht
ziehen.

- Es besteht kein
Zusammenhang zwischen
normalen
Beinlängenunterschieden
und Schmerzen im
Bewegungssystem.

Quelle: Leg Length Discrepancy: The Natural History (And What Do We Really Know).
J Pediatr Orthop. 2019 Jul

09 | 7 PUNKTE, DIE DU ZU DEINER ARTHROSE WISSEN MUSST

Wurde bei dir eine Knie- oder eine Hüftgelenksarthrose diagnostiziert und du stehst vor der Entscheidung: Soll ich mich operieren lassen oder soll ich mich nicht operieren lassen? So habe ich jetzt ein paar Tipps für dich, die eventuell deine Operation hinauszögern können und vielleicht sogar ganz vermeiden können.

Tipp #1:
Starte, wenn noch nicht geschehen, mit einem Muskel- oder Koordinationstraining. Vielleicht sogar am besten mit beidem. Dieses Training sollte sich langsam aufbauen und sich immer wieder leicht steigern. Du kannst dafür deinen Therapeuten aufsuchen, du kannst auch auf einen Trainingsplan zurückgreifen, den ich dir im Onlinekurs „Werde Schmerzexperte" (im Anhang) zur Verfügung stelle.
Wichtig ist, dass du anfängst die betroffenen Regionen, also dein Knie oder dein Hüftgelenk, gezielt zu benutzen.

Tipp #2:
Wenn anfangs dieses Training für dich noch nicht möglich ist, dann erwäge eventuell, ob du ein Training im Wasser durchführst – Aquajogging oder Wassergymnastik. Dadurch entlastet du ein wenig die gereizten Strukturen, das Wasser kühlt in der Regel deine Gewebe ein wenig, falls dort leichte Entzündungsreaktionen sein sollten und durch die Abnahme der Schwere im Wasser fällt es dir leichter in einen Trainingsprozess zu starten.

Tipp #3:
Wenn du mit deinem Training gestartet hast, sei das jetzt im Wasser oder an Land, solltest du dieses Training auf einem Level von drei Einheiten pro Woche, beispielsweise Montag, Mittwoch, Samstag hochfahren. Diese

Trainingseinheiten drei Mal pro Woche solltest du mindestens für vier Wochen, sprich für 12 Trainingseinheiten durchführen und dann nochmal ein kleines Resümee ziehen, wie es dir im Vergleich zum Ausgangspunkt jetzt geht.

Tipp #4:
Löse dich von dem Gedanken dein Gelenk sei kaputt und es solle nicht mehr benutzt werden. Wir unterscheiden heute sogenannte Unterbelastungsarthrosen und Überbelastungsarthrosen. Es gibt arthrotische Veränderungen in Gelenken, weil diese nicht optimal benutzt werden.

Unser Körper ist ein sehr anpassungsfähiges System, d.h. unser Körper wird belastbarer, je mehr Du ihn belastest. Solltest du deinen Körper nicht genug belastet haben, so kann es tatsächlich zu vorzeitigem Verschleiß kommen, sog. Unterbelastungsarthrosen. Knorpel, Bandscheiben, aber auch Sehnengewebe lebt von gezielter Belastung. Es wird besser, es wird kräftiger, es passt sich an Belastung an.
Auf der anderen Seite gibt es auch sog. Überbelastungsarthrose. Stell dir vor, du bringst vielleicht von Geburt an eine Beinachsenfehlstellung, eine Hüftdysplasie mit auf die Welt oder du hast eine Tätigkeit innerhalb deines Lebens, die über ein normales Maß hinaus deine Gelenke beansprucht: Schwerste körperliche Arbeit in der Landwirtschaft, in einer Fabrik oder auf der Baustelle. Solche Tätigkeiten können selbstverständlich dazu führen, dass Gelenke an ihr biologisches Limit geraten - zusätzlich zu genetischen Faktoren. An dieser Stelle solltest du dich dennoch von dem Gedanken lösen, dass du dein Gelenk schonen sollst. Je mehr du dein Gelenk belastest, je mehr du es gezielt belastest, desto besser ist die Zirkulation innerhalb deiner Gelenkstruktur und desto besser können leichte Entzündungsreaktionen aus deinem Gelenk wieder verschwinden.

Tipp #5:

Verändere deinen Trainingsplan. Wenn du feststellst, dass Übungen, die dir am Anfang sehr, sehr schwer gefallen sind plötzlich gar kein Problem mehr darstellen, dass du deine drei Trainingseinheiten pro Woche ohne Probleme durchführst, solltest du deinen Trainingsplan wieder leicht anpassen. Du hast ein Level erreicht, an dem deine Gelenke im Rahmen deines Trainingsplans wieder belastbar geworden sind. Nun hältst du Rücksprache mit deinem Therapeuten oder deinem Arzt oder deinem Trainer und steigerst deinen Trainingsplan eventuell mit komplexeren Übungen oder eventuell mit mehr Intensität. Auf jeden Fall solltest du deinen Trainingsplan nach vier bis acht Wochen immer mal wieder leicht anpassen.

Tipp #6:

Bedenke, dass du dein Trainingsprogramm gegebenenfalls auch mit Zusatzmaßnahmen ergänzen solltest. Zusatzmaßnahmen sind: Therapeutische Interventionen, z.B. manuelle Therapie, Weichteiltechniken im Rahmen deiner Gelenkstrukturen, Orthesen, die dein Gelenk eventuell ein wenig unterstützen, Taping, welches dafür sorgt, dass Schwellungen innerhalb deines Gelenkes eventuell nicht mehr so sehr zum Tragen kommen. Zusatzmaßnahmen sind sinnvoll. Bedenke allerdings, dass du 24 Stunden am Tag mit deiner Gelenkstruktur unterwegs bist.
Eine Zusatzmaßnahme ist nur so sinnvoll, wie sie auf Basis deines Trainingsplans auch nützlich ist.

Tipp #7:

Versuche deinen Body-Mass-Index, das Verhältnis von Körpergröße zu deiner Gewichtssituation unter 25 zu halten. Body-Mass-Index-Rechner, sog. BMI-Rechner, findest du im Internet. Gib deine Körpergröße ein, dein aktuelles Gewicht und der BMI-Rechner wirft dir eine Zahl raus. Studien haben gezeigt, dass in Bezug auf Kniegelenksschmerzen, die durch Arthrosen verursacht sind, eine Gewichtsreduktion von zehn Prozent deines

Ausgangsgewichtes, beispielsweise bei 90kg Ausgangsgewicht neun kg Reduktion eine Funktions- und Schmerzverbesserung von bis zu 28% hervorrufen können - reine Gewichtsreduktion! Vielmehr ist es noch, wenn du 20% deines Gewichtes reduzierst. Eine 20 prozentige Gewichtsreduktion kann bis zu 50% deiner Funktion verbessern und 50% deiner Schmerzen lindern, ohne dass du therapeutisch intervenier oder gar operiert hast. Im Umkehrschluss solltest du bedenken, dass Übergewicht über einem BMI von 25 ein Risikofaktor für arthrotische Veränderungen ist.

Ich hoffe, mit diesen sieben Tipps kannst du innerhalb deiner Arthrose-Situation schon einmal einen Schritt nach vorne machen und gegebenenfalls eine Operation hinauszögern oder gar völlig vermeiden.

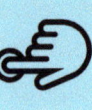

Behandlungsmethoden ohne Medikamente sind ähnlich effektiv wie solche mit Schmerzmitteln und Entzündungshemmern, allerdings quasi ohne Nebenwirkungen.

Schmerzen bei Arthrose in Knie und Hüfte

Mit dem Begriff Arthrose bezeichnet man einen Verschleiß der knorpeligen Flächen eines Gelenks.
Arthrosen sind normale Erscheinungen eines Gelenks. Verletzungen, Fehlstellungen und Systemerkrankungen wie z.B. Diabetes oder Übergewicht können Arthrosen verstärken.
Eine Arthrose ist eine rein radiologische Diagnose und sagt nichts über evtl. vorhandenen Schmerz oder Funktion aus. Ebenso betrifft eine Arthrose immer das gesamte Gelenk (Muskeln, Sehnen, Kapsel, Knorpel, Knochen).
Ein MRT- oder Röntgenbild sagt Ihnen nicht wie gut oder schlecht Ihre Funktion ist.

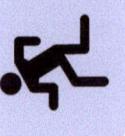

Ein individuelles Bewegungsprogramm, welches regelmäßig durchgeführt wird, kann helfen die Funktion des Gelenks zu erhalten und eine Operation zu vermeiden.

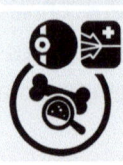

Eine gelenkersetzende Operation sollte nur durchgeführt werden, wenn sich Beschwerden auch nach längerer Therapie nicht deutlich verbessern und die Alltagsaktivität deutlich eingeschränkt bleibt.

Übergewicht, vermehrtes Sitzen Herz-Kreislauf-, und andere Begleiterkrankungen können Schmerzen verstärken.
Halte deinen BMI unter 25.

Die Arthrose und der Schmerz inkl. Einschränkung entwickelt sich schleichend. Ebenso hat die Rückkehr zur schmerzarmen Funktion ein Zeitfenster, das beachtet werden sollte. Gib Dir und deinem Therapeuten Zeit.

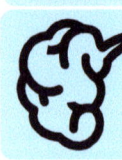

Das Gehirn passt seine Bewegungen an ein gestörtes Gelenk an. Daher sollte zwingend ein gezieltes Funktionstraining im Alltag umgesetzt werden.

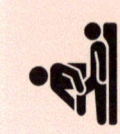

Der Therapeut/in wird das Gelenk von funktionellen Störungen befreien. Es werden Einflüsse anderer Bereiche auf das betroffene Gelenk behandelt. Es sollte ein individuelles Training folgen.

Mikronährstoffe bei Arthrosen

Vitamine

Vitamin D3		bis 4000 IE (bzw. 60 IE pro kg Körpergewicht)
Vitamin K		250 bis 100 Mikrogramm (µg)
Vitamin C		3 Gramm
Vitamin E		270 mg

Mineralien

Calcium		bis 1.000 mg
Zink		15 mg

Weitere Nährstoffe

Glucosaminsulfat		1.000 bis 2.000 mg
Chondroitinsulfat		600 bis 1.200 mg
Hyaluronsäure		50 bis 100 mg
Kollagenhydrolysat		5 – 10 Gramm
Omega-3-Fettsäuren		2.000 mg mit 600 bis 800 mg EPA
MSM		1000 bis 3.000 mg
Curcumin		1000 mg

Bezugsquellen im Anhang

Experiment | Stress und Schmerz

Wer unter Stress steht oder abgelenkt wird, spürt weniger Schmerzen: Zu diesem Ergebnis kommt eine deutsche Studie. Möglicherweise basieren Stress und geistige Aktivität auf vergleichbaren neurobiologischen Mechanismen.

Stress und geistige Ablenkung können das Schmerzempfinden mindern, und zwar über eine belastende oder kognitiv herausfordernde Situation hinaus. Das zeigt eine deutsche Studie, die heute beim 9. Kongress der Europäischen Schmerzföderation EFIC, „Pain in Europe IX", in Wien 2015 präsentiert wurde. Mehr als 4.000 Experten aus aller Welt diskutieren hier die neuesten Entwicklungen in der Schmerzforschung und -therapie.

Für die Studie hat ein Forschungsteam des Zentralinstituts für Seelische Gesundheit in Mannheim das Schmerzempfinden von 17 gesunden Testpersonen erhoben. Die Studienteilnehmer wurden mit komplizierten Kopfrechnungen in einen Stresszustand gebracht oder mit einer Suchaufgabe geistig abgelenkt. Vor und nach den Aufgaben wurde gemessen, ab wann die Probanden einen Reiz als schmerzhaft empfanden und ab welchem Zeitpunkt sie ihn nicht mehr tolerieren wollten. Zusätzlich wurde eine Magnetresonanztomografie durchgeführt, während die Probanden schmerzhaften Reizen ausgesetzt waren. Herzfrequenz und Blutdruck wurden überwacht sowie eine Stress-Bewertung der Testpersonen eingeholt.

Wie Studienautorin Dipl. Psych. Pia Schneider beim EFIC-Kongress berichtete, empfanden die Testpersonen das Kopfrechnen im Gegensatz zur Suchaufgabe als unangenehm und „stressig": „Die erste Aufgabe hat eine deutlich höhere physiologische Reagibilität hervorgerufen als die zweite. Trotzdem bewirkten beide Aufgaben gleichermaßen eine höhere Schmerzschwelle und Schmerztoleranz." Schneider konnte außerdem ähnliche Aktivierungsmuster im Gehirn nachweisen, konkret in Arealen wie der Inselrinde (Insula) und dem anteriorem cingulären Cortex – unabhängig davon, ob die Testpersonen gestresst oder geistig abgelenkt waren.

„Akuter Stress und geistige Ablenkung können die Schmerzwahrnehmung also positiv beeinflussen", so Schneider. „Jetzt gilt es herauszufinden, worin die Unterschiede und Gemeinsamkeiten von Stress und kognitiver Ablenkung bei der Schmerzmodulation liegen." Die Expertin hält es für möglich, das beide Zustände auf ähnliche neurobiologische Mechanismen zurückzuführen sind.

Was heißt das für Dich?

Die Schmerzintensität ist abhängig von der Aufmerksamkeit, die Du deinem Schmerzgeschehen zumisst. Versuche deinen Fokus in Situationen, in denen Du merkst, dass Dich dein Schmerz überwältigt auf eine andere Aufgabe zu lenken.

„Es gibt tausend Krankheiten, aber nur eine Gesundheit."

Ludwig Börne

10 | OPTIMALER SCHLAF

Für einen schmerzfreien Alltag müssen viele Grundvoraussetzungen optimal abgestimmt sein. Eine davon ist deine Regeneration – dein Schlaf.
Ich verrate dir die Tricks für optimale Schlafqualität.

Trick #1: Take a Nappuccino

Stell dir vor, du nimmst ein koffeinhaltiges Getränk, einen Kaffee, einen Espresso, einen Cappuccino zu dir. Nach 20-30min wird die lebendig machende Wirkung des Koffeins in deinem Gehirn tatsächlich merkbar. Du legst dich hin, hast dein Getränk getrunken, nach 20-30min wirst du die Wirkung merken und wirst automatisch wach werden. Alternativ dazu: Der Schlüsseltrick. Lege einen Schlüssel in die Hand, lasse diese Hand offen liegen. Wenn du anfängst in den Tiefschlaf zu fallen, wird dir der Schlüssel aus der Hand fallen und du wirst automatisch wach werden. Dieser kurze, aber gleichzeitig nicht besonders tiefe Schlaf sorgt für kurze Regenerationspausen.

Trick #2: Die 20min-Regel

Kennst du das? du liegst im Bett und kannst nicht schlafen. Nach spätestens 20 Minuten solltest du aufstehen und dich einer anderen Tätigkeit widmen. Gehe spazieren oder lies ein Buch. Dein Gehirn verbindet automatisch den Stress, den du beim Nicht-Einschlafen hast mit der Örtlichkeit deines Bettes. Dein Bett sollte verbunden sein mit Ruhe und in den Schlaf kommen. Wenn du nach 20 Minuten nicht einschläfst, verlasse diesen Ort, um diese Gedanken gar nicht erst aufkommen zu lassen.

Trick #3: Atme ein – atme aus

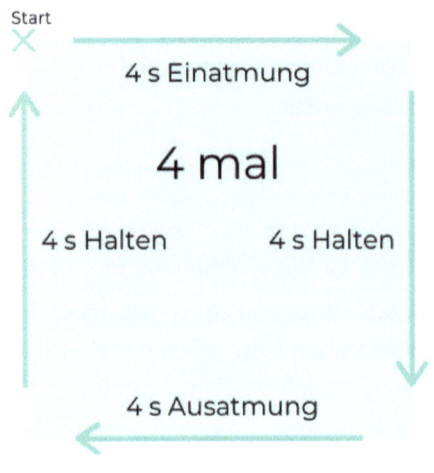

Du solltest, wenn du in den Schlaf finden möchtest, eine ruhige, gleichmäßige Atmung haben. Ein kleiner Trick dazu ist die Quadratatmung. Stelle dir ein Quadrat vor. Du atmest über vier Sekunden ganz langsam ein, danach hältst du die Luft vier Sekunden an. Du atmest über vier Sekunden langsam wieder aus und dann hältst du die Luft wieder über vier Sekunden an und das Spiel beginnt von vorne. Das Ganze machst du am besten vier Mal. Damit sinkst du deine Atemfrequenz gleichzeitig übrigens auch deine Herzfrequenz, du kommst in eine ruhige Atmung, dein Körper löst sich gegebenenfalls vom körperlichen und psychischen Stress und du wirst besser in den Schlaf finden.

Trick #4: Bewegung hilft

Der nächste Punkt ist regelmäßige Bewegung und regelmäßiges Training. Ein bis drei Mal die Woche ein leichtes Ausdauertraining, ein leichtes Krafttraining. 20min, 40min vielleicht auch 60min sorgen dafür, dass du besser in den Schlaf kommst. Einfach, aber effektiv!

Trick #5: Gedankenlisten

Was ist eine Gedankenliste? Du liegst abends im Bett, bist am Grübeln, denkst über den vergangenen Tag nach. Packe das Ganze doch auf eine

Liste. Schreibe deine Gedanken nieder, packe diese Liste weg und kümmere dich darum erst wieder am nächsten Tag und nicht in der Nacht, in der du deinen Schlaf benötigst.

Trick #6: Schlafroutine

Du brauchst regelmäßige zu-Bett-geh- und Aufsteh-Zeiten. Wir sind Gewohnheitsmenschen, Gewohnheitstiere. Unser Körper liebt Regelmäßigkeiten. Sorge dafür, dass du in einem gewissen Rahmen (soweit dir das möglich ist) regelmäßige Aufstehzeiten – 30min maximal Karenzzeit – und regelmäßige zu-Bett-geh-Zeiten hast.
Dein Körper wird es dir danken!

Trick #7: So dunkel die Nacht!

Das letzte Geheimnis ist so einfach es auch klingt, aber so sinnvoll ist es auch: Ein dunkler reizarmer Raum. Wir sind es von unserer Evolution her gewohnt, in dunklen, ruhigen Umgebungen zu schlafen, gefahrenlos in den Schlaf zu kommen. Dazu kommt, dass wir bei der Ausschüttung von Schlafhormonen angewiesen sind, dass unsere Umgebung dunkel ist. Sonnenlicht, aber auch Handydisplays, Computerdisplays, sorgen dafür, dass unser Schlafhormon, das Melatonin heißt, ausgebremst wird. Wir kommen hormonell betrachtet nicht in den Schlaf.
Diese Tipps sind übrigens nicht nur aus Erfahrung sehr gut, sondern wurden 2018 in einer Studie veröffentlicht. (Sleep Med Rev 2015 Aug./ Silvernail, Oslo 2018)
Ich hoffe, du schaffst es mit diesen sieben Regeln besser in den Schlaf zu kommen. Versuche das doch Mal zu beachten und deine Lebensqualität, vielleicht sogar deine Schmerzintensität wird sich a) deutlich verbessern und deine Schmerzintensität wird sich b) deutlich verringern. Gute Nacht!

Besser schlafen

„Nappuccino"
20 - 30 Minuten Ruhepause nach
einen koffeinhaltigen Getränk.

"20 Minuten Regel"
Wenn du nach 20 min
nicht schläfst, stehe auf.

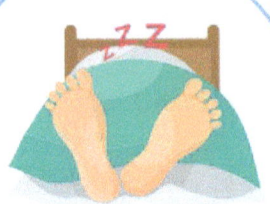

"Sorgenliste"
Schreibe deine Sorgen vorm
Schlafen nieder. So vermeidest
Du Grübeln.

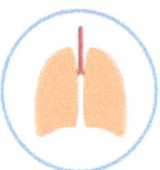

Eine ruhige und
gleichmäßige Atmung
hilft dir beim Einschlafen.

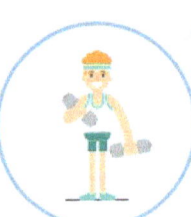

Regelmäßige Bewegung und
Training verbessern deine
Schlafqualität.

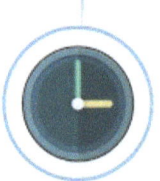

Halte regelmäßige
Schlafens- und
Aufstehzeiten ein.

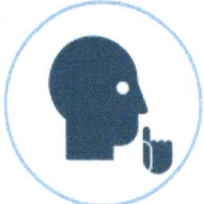

Wähle eine dunkle und
ruhige Umgebung zum
Schlafen.

11 | DEINE OPTIMALE TRINKMENGE

Die optimale Trinkmenge ist essenziell für deinen Körper, das er optimal funktionieren kann. Dein Körper stellt im Laufe des Tages immer wieder Stoffe her, sog. Stoffwechselendprodukte, die ausgeschwemmt werden müssen aus deinem Körper. Über den Urin, über die Atmung müssen diese Stoffe deinen Körper verlassen, weil sie ihn sonst auf Dauer vergiften. Solltest Du mit Schmerzen kämpfen oder vielleicht deswegen sogar Schmerzmedikamente nehmen, so ist es für dich umso wichtiger diese wieder aus deinem Körper raus zu spülen!

Jetzt scheiden sich die Geister tatsächlich daran, wieviel ist die optimale Trinkmenge? Ich kann dir eins schon vorwegsagen: Eine optimale Trinkmenge ist abhängig von mehreren Faktoren.

Einerseits von deinem Körpergewicht. Ich werde dir gleich eine Formel liefern. Mithilfe deines Körpergewichts kannst du somit deine Trinkmenge berechnen. Die Trinkmenge ist abhängig davon, was für eine körperliche Tätigkeit du im Laufe deines Tages durchführst. Dann ist die Trinkmenge natürlich abhängig davon, in welchen Temperaturregionen du dich befindest. Ist es wärmer, schwitzt du mehr, du verlierst mehr Flüssigkeit, du musst entsprechend mehr nachschütten. Und zu guter Letzt ist die Trinkmenge abhängig davon, ob du irgendwelche Stoffwechselleiden hast, die entweder einer vermehrten Trinkmenge bedürfen oder bei der du tatsächlich aufpassen musst, dass du nicht zu viel trinkst.

Wir gehen jetzt mal davon aus, dass du keine Erkrankungen hast, keine Rücksprachen mit deinem Arzt oder Therapeuten gehalten hast, die deine Trinkmenge beeinflussen. Sollte das so sein, musst du dich natürlich an diese Ratschläge halten.
Die Trinkmenge lässt sich nach der Formel, die du hier oben findest 0,03-0,04l pro kg Körpergewicht berechnen. Klingt kompliziert, ist es aber gar

nicht. Die 50kg-Frau kann an einem normalen Tag (nicht zu heiß, nicht zu kalt) mit einer normalen Tätigkeit, die jetzt nicht massiv sportlich oder massiv anstrengend ist, mit 0,03l pro kg Körpergewicht, sprich pro 50kg mit 1,5l Wasser auskommen.

An heißeren Tagen oder an Tagen mit vermehrter Anstrengung kann man das ohne Probleme steigern bis 0,04l pro kg Körpergewicht und so landen wir bei 2l. Der 80kg-Mann darf gerne an den erstbenannten Tag 2,4l und an heißeren oder anspruchsvolleren Tagen 3,2l zu sich nehmen. Am besten wäre es natürlich ungesüßte Mineralwässer mit einem möglichst hohen Mineralgehalt zu dir zu nehmen.

Unter dieses Limit solltest du am besten nicht fallen. Konzentrationsstörungen, Schwindel, Dehydration bis hin zu Bewusstlosigkeit können die Folge sein. Abgesehen davon ist dein Bindegewebe, dein gesamtes Organsystem zusätzlich von Flüssigkeitsmengen abhängig. Ohne Flüssigkeitsmengen kann dieses System nicht funktionieren. Im schlimmsten Fall kann es sogar zusätzlich mit anderen Faktoren zu Schlaganfällen oder Herzinfarkten kommen. Solltest du die Trinkmenge nach oben steigern wollen bei enormer Hitze oder bei sportlicher Betätigung, ist das auch kein Problem. Achte aber bitte darauf, dass du entsprechende Mineralien zu dir nimmst. Es kann sein, wenn du ein mineralarmes Wasser zu dir nimmst, dass dein Körper mehr Mineralien ausschüttet, als du zu dir nimmst und das kann tatsächlich lebensbedrohlich werden.

Also merke Dir: 0,03 – 0,04l pro Kilogramm Körpergewicht oder das, was dein Arzt oder Therapeut dir auf den Weg gegeben hat.

Wasser

in deinem Körper

Der erwachsene Mensch besteht zu etwa 50 bis 65 Prozent aus Wasser, der Körper eines Säuglings enthält sogar 70 bis über 80 Prozent Wasser. Ohne einen regelmäßigen Nachschub an Flüssigkeit kann unser Körper nicht funktionieren.

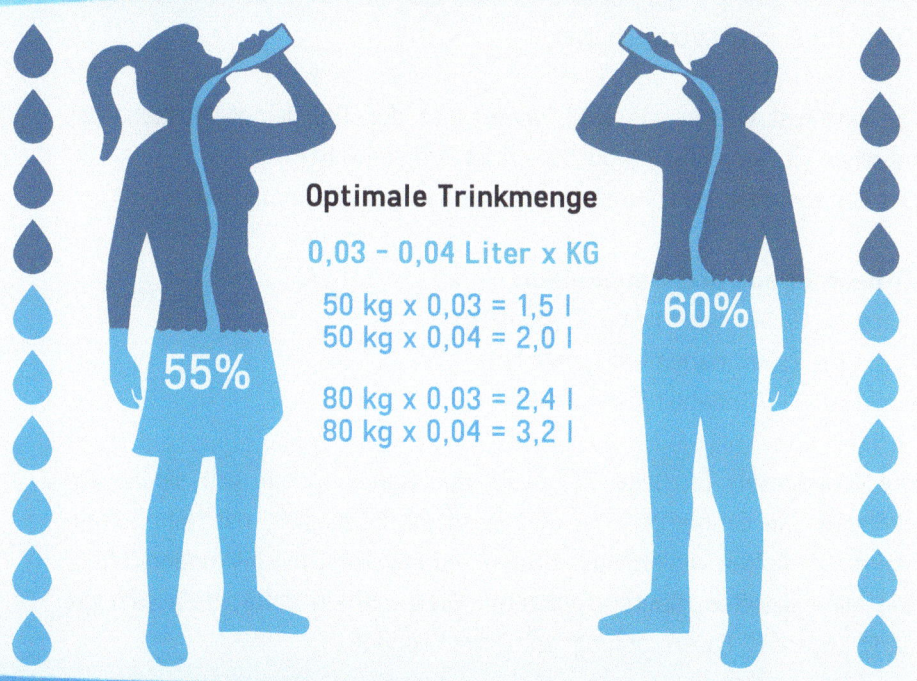

Optimale Trinkmenge

0,03 - 0,04 Liter x KG

50 kg x 0,03 = 1,5 l
50 kg x 0,04 = 2,0 l

80 kg x 0,03 = 2,4 l
80 kg x 0,04 = 3,2 l

55%

60%

Zeichen & Symptome
DEHYDRATION

1-2%
Beginnender Durst

Bereits bei geringem Verlust von Flüssigkeit beginnt dein Körper dir ein Durstgefühl zu vermitteln.

5-8%
Müdigkeit, Kopfschmerzen, Erbrechen

Du beginnst Kopfschmerzen zu haben und Du fühlst dich schlapp. Es kann sein, dass Du dich erbrechen musst und noch mehr Flüssigkeit verlierst.

10%
Körperliche und mentale Beeinträchtigung

Deine Konzentration und deine Leitungsfähigkeit sind deutlich vermindert.

15-25%
Tod

Dein Körper kann lebenswichtige Funktionen des Herz-Kreislaufsystems nicht mehr aufrecht erhalten. Zudem scheidet der Körper seinen "Müll" mangels Flüssigkeit nicht mehr aus und vergiftet sich selbst.

12 | DEIN GEWEBE – DEINE FASZIE

Muskel- und Bindegewebsschmerz ist ein weit verbreitetes Krankheitsbild, dessen Erforschung auch heute, 2020, noch am Anfang steht. 60% – 85% aller Europäer sind mindestens einmal in Ihrem Leben davon betroffen. Eine italienische Studie ergab, dass muskuloskelettale Schmerzen der häufigste Grund für einen Arztbesuch sind.

Du möchtest wissen wie eine Faszie, also der Teil deines Muskels, der massive mit Nervenfasern durchsetzt ist aufgebaut ist?
Der Grundaufbau einer Faszienstruktur ist so gut wie immer gleich.

Er besteht aus drei Bausteinen:
Punkt Nr. 1: Wir haben eine Grundmatrix.
Punkt Nr. 2: Wir haben Kollagenfasern.
Punkt Nr. 3: Wir haben Elastinfasern.

Die Grundmatrix (s. Seite 71) bildet den Raum, indem sich die Fasern befinden. Die Grundmatrix ist durchsetzt mit Flüssigkeit, mit Nährstoffen, Makronährstoffen wie Kohlenhydraten und Eiweißen, mit Mikronährstoffen, wie Mineralstoffen, Spurenelementen. Diese sorgen dafür, dass sich die darin liegenden Fasern optimal entwickeln können.

Kollagenfasern sorgen dafür, dass dein Fasziengewebe straff wird, reißfest. Elastinfasern sorgen dafür, dass dein Fasziengewebe elastisch wird. Das Verhältnis von Kollagenfasern zu Elastinfasern ist dafür zuständig, ob eine Faszie ähnlich wie eine Gitarrenseite Kräfte überträgt, also kaum dehnbar ist oder, ob eine Faszie eher elastisch ist, ähnlich eines Gummibandes und eher Kräfte abgibt. Je mehr Kollagenfasern eine Faszie enthält, desto derber ist sie. Ein Beispiel dafür ist der tractus iliotibialis – eine derbe Struktur an der Außenseite deines Oberschenkels.

Diese Struktur sollte entgegen landläufiger Meinung nicht gedehnt werden. Sie ist dafür da Kräfte vom Oberschenkel auf das Knie zu übertragen, so, dass eine gewisse Statik entsteht und sich die unteren Extremitäten entsprechend stabil bewegen oder passiv stabilisieren können.

Zusätzlich finden wir in Fasziengewebe Sinnesrezeptoren. Einerseits Sinnesrezeptoren, die für die Weiterleitung von Signalen an dein Gehirn zuständig sind, diese dann z.B. als Schmerz wahrgenommen werden oder Sinnesrezeptoren, die dafür zuständig sind, deinem Gehirn zu sagen, wo das entsprechende Gelenk, wo das entsprechende Areal sich während einer Bewegung gerade befindet.

Zusätzlich finden wir noch eine dritte Art von Rezeptoren innerhalb deines Fasziengewebes: Sog. vegetative Rezeptoren oder vegetative Fasern. Diese vegetativen Fasern, genauer gesagt sympathikotone vegetative Fasern (was das heißt, findest du im Kapitel „Faszien und Stress") sorgen dafür, dass sich dein Bindegewebe in Folge von Stress, in Folge von sympathikotoner Reaktion zusammenzieht.

Das ist allerdings keine Einbahnstraße. Wir können über diese Rezeptoren auch Einfluss auf unser Bindegewebe, auf unser vegetatives Nervensystem ausüben. Das ist spannend, wenn man sich Therapien, wie z.B. die Bindegewebsmassage näher betrachtet. Dieser Aufbau von Fasziengewebe: Grundmatrix, Kollagenfasern, Elastinfasern lässt Faszien derb und fest wirken oder weich und elastisch. Beides hat seine Berechtigung und beides kann entsprechend auch trainiert werden.

Wie lange dauert es, bis ein Fasziengewebe sich umgebaut hat?

Man weiß heute aus der Forschung, dass es zwischen 180 Tagen und bis zu zwei Jahren dauern kann, bis sich ein Fasziengewebe tatsächlich umgebaut hat. Wenn du heute mit Training anfängst, haben sich ungefähr 30% deines Gewebes nach etwa 180 Tagen umgebaut und wahrscheinlich (wenn du konsequent warst) und dein Körper das auch hergibt, seitens der Ernährung, seitens deiner Lebensgewohnheiten, 100% der Fasern, spätestens nach zwei Jahren.

Das heißt für dich: Konsequent an deinem Training dranbleiben, wenig Pausen einlegen, dafür immer wieder eine kontinuierliche Reizsetzung und dann kannst du auch das Verhältnis von Kollagenfasern zu Elastinfasern in einem gewissen Rahmen beeinflussen. Eine gewisse genetische Veranlagung lässt dir mal mehr oder mal weniger Spielraum für Veränderung und Anpassung.

So kann man in der Evolutionsmedizin beobachten, dass eine genetische Prägung, die eher äquatornah ist deutlich mehr Elastinfasern im Bindegewebe aufweist, als eine äquatorferne. Im Umkehrschluss ist der Kollagenanteil eines genetisch äquatorfernen Menschen eher durch eine Kollagendominanz gekennzeichnet. Vergleiche einmal einen äthiopischen Marathonläufer und einen russischen Gewichtheber. Und du wirst feststellen, dass diese nicht auf Grund Ihrer Sportart Ihre Statur haben, sondern durch Ihre Grundkonstitution, die sie prädestiniert für ihre Belastung macht.

Durch eine ausgeglichene Lebensführung, einem konstanten Level an Bewegung, lieber regelmäßig, an Stelle von häufig, einer halbwegs gesunden Ernährung kannst Du deinem Bindegewebe und deinem Muskeln zu einen möglichst optimalen Status verhelfen.

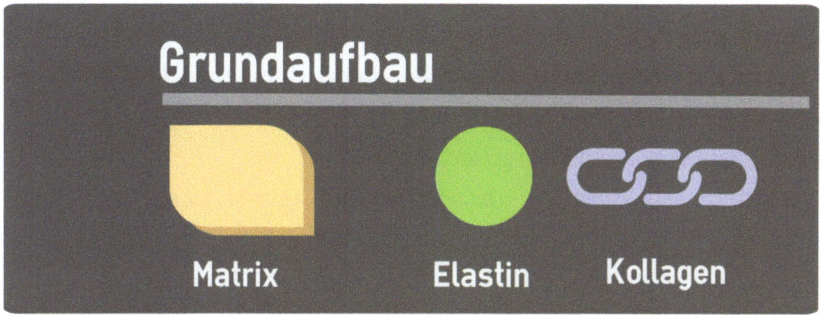

Grundaufbau

Matrix   Elastin   Kollagen

Die Matrix besteht zum größten Teil aus Wasser und darin gelösten Nährstoffen.

Elastin ist der elastische und sehr dehnbare Gegenpart zu den Kollagenfasern. Enorm langlebig. Mit zunehmendem Lebensalter nimmt die Produktion ab.

Die Kollagenfasern sind in Elastin eingebettet. Dabei handelt es sich um ein Strukturprotein, das als Faser enorm reißfest ist und sich schlecht dehnen lässt.

Experiment | Deine Erwartungshaltung und dein Schmerz

Dr. Katharina Schwarz aus Hamburg untersuchte in einem Experiment die subjektive Schmerzempfindung durch verändertes Vorwissen.

Das Experiment:
Bei den Versuchsteilnehmern wurden mit einem Umschnallarmband verschiedene Hitzereize auf der Haut gesetzt. Diese sollten sie nun bewerten auf einer Skala von „leicht" bis „unerträglich".

Am nächsten Tag führt sie das Experiment erneut durch. Mit dem Unterschied, dass man den Probanden vorher – eher beiläufig – Informationen zukommen ließ.

Die Männer ließ man wissen, dass sie entweder weniger empfindlich oder empfindlicher gegen Schmerzen seien als Frauen. Begründet wurde das jeweils evolutionspsychologisch: Eine Versuchsgruppe erhielt die Information, dass Männer beispielsweise als Jäger besonders gut an Schmerzen gewöhnt seien. Die andere Gruppe bekam zu lesen, dass Frauen durch die Schmerzen der Geburt besonders abgehärtet seien.

Danach wurde das Experiment wiederholt. Jetzt bewerteten die Probanden, die Männer für weniger empfindlich hielten, den Schmerz als deutlich schwächer als am Tag davor. Wer dagegen von der höheren Schmerztoleranz der Frauen gelesen hatte, stufte sich jetzt als schmerzempfindlicher ein als zuvor.

Wie weit der Einfluss von Erwartungen auf den Menschen gehen kann, das zeigt Katharina Schwarz in einem Übersichtsartikel in der Fachzeitschrift „Trends in Cognitive Sciences" auf. Dabei stellt sie erstmals Beispiele aus verschiedenen Fachgebieten in einen Zusammenhang: „Mit Erwartungen und ihren Auswirkungen beschäftigen sich die Neurowissenschaften, die Psychologie oder auch die Pädagogik. Aber die einzelnen Disziplinen tauschen sich untereinander kaum aus, und das möchte ich gern ändern."

Ihr Ziel: „Ich möchte vor allem auch bei den Studierenden das Bewusstsein für diese Mechanismen erhöhen, vor allem für solche, die sich negativ auf Menschen auswirken." Praktisch bedeutsam sei das nicht nur für Therapien, sondern auch in der psychologischen Forschung: „Auch Wissenschaftler haben bei ihrer Arbeit gewisse Erwartungen.

Falls sie die ins Versuchsdesign einfließen lassen und die Probanden – ganz ohne böse Absicht – entsprechend beeinflussen, kann das Ergebnisse in Bezug auf ihre Verwertbarkeit verfälschen." An der Uni Würzburg hat Schwarz sich verstärkt auch mit nicht-expliziten Erwartungsprozessen befasst – damit sind Erwartungen gemeint, die der Mensch zwar hat, die ihm aber nicht bewusst sind.

13 | WAS IST DAS ÜBERHAUPT? EINE FASZIE?

Kaum ein Thema wurde in den letzten Jahren so vielfältig und so kontrovers in der Medizinlandschaft diskutiert und behandelt, wie das Thema Faszien. Was sind Faszien?

Wie kommt es zu diesem Hype und wie verstehen wir in der modernen Medizin den aktuellen Faszienbegriff? Faszien haben einen regelrechten Boom erlebt, als die Forschungsgruppe der Universität Ulm und um Robert Schleip vor einigen Jahren bahnbrechende Erkenntnisse im einst todgeglaubten Bindegewebe entdeckt hat.

In der heutigen Anatomie, Physiologie, Medizinlandschaft ist der Faszienbegriff immer noch nicht genau definiert. Es gibt Strömungen, die packen selbst Knochen in „lebloses Bindegewebe", andere wiederum sehen jede im Körper vorkommende Struktur irgendwie mit einer Faszie verbunden. Die moderne Medizin möchte den Begriff Faszie in vier Kategorien unterteilen, wovon jede Kategorie eine kleine Eigenheit hat, die sowohl für die Funktion des Körpers als auch für die Therapie dieser jeweiligen Struktur eine ganz bestimmte Rolle spielt.

Kategorie: Sog. Fascia superficialis

Die Fascia superficialis zu deutsch die Oberflächenfaszie, kannst du dir vorstellen wie eine Art Anzug, der unter unserer Oberhaut direkt über der Muskulatur anliegt. Sie umgibt das gesamte Unterhautfettgewebe, ist allerdings auch mit Nervenenden, Thermorezeptoren, also kleinen Messfühlern, die Richtung Oberfläche gehen und Temperatur wahrnehmen, als auch kleinen Nervenenden die wiederum für die Schmerz- und Sinnesweiterleitung zuständig sind verbunden. Diese Fascia superficialis liegt direkt unter unserer Haut oberhalb einer Fettschicht und umgibt uns vom Kopf bis zum Fuß. An einigen Stellen ist sie etwas weniger ausgeprägt, an anderen Stellen wiederum etwas mehr ausgeprägt.

1. Kategorie: **Sog. Fascia Profunda**, die tiefe Körper- oder auch Muskelfaszie

Diese Fascia Profunda umgibt jeden Muskel im Einzelnen, ist eine deutlich derbere Struktur als die Fascia Superficialis (die Oberflächenfaszie) und diese ist wiederum zuständig dafür, dass ein Muskel während er sich bewegt oder während du dich bewegst eine Rückmeldung von der Struktur, von deinem Muskeln oder von deinem Gelenk in Richtung deines Gehirns geschickt wird und dein Cortex, dein Bereich im Gehirn, welcher die Bewegung wahrnimmt, in dem Moment auch eine Rückmeldung bekommt, wo gerade dieser entsprechende Körperteil sich befindet ohne, dass wir das mit den Augen kontrollieren. Die Fascia Profunda, diese tiefe Muskelfaszie ist dafür zuständig, dass wir so etwas wie ein Körpergefühl haben, dass wir uns aufrecht halten und dies auch merken. Sie ist aber auch dafür zuständig, dass in dem Moment, wenn ich meine Hand nicht anschaue, trotzdem weiß, wo sie gerade steht. Defekte in dieser Faszie können zu weitreichenden Störungen führen.

2. Kategorie: **Sog. Aponeurotische Faszie**

Diese Faszien sind zuständig dafür, Kräfte vom Muskel über aponeurotische Faszien in Richtung der Gelenke weiterzuleiten. Ein schönes Beispiel ist der sogenannte Tractus iliotibialis. Das ist eine Struktur, die befindet sich an deiner Oberschenkelaußenseite und zieht als derbe längsförmige Struktur runter bis zum Knie. Eine weitere aponeurotische Faszie ist z.B. auch die Fascia thoracolumbalis, das ist die große Rückenfaszie im Bereich der unteren Lendenwirbelsäule.

Retinacula

3. Die letzte Struktur, die man unterteilen kann, neben der Fascia Superficialis ,der Fascia Profunda, der aponeurotischen Faszie, das sind die

Retinacula, zu deutsch sind das die sog. Haltebänder. Diese sind dafür zuständig, Sehnen und Gewebe zu führen, z.B. an Gelenken. Stell dir vor, du hast deine Sehnen, deine Muskeln, die möchten irgendwann hier nach vorne in deine Hand und diese werden an den Gelenkübergängen hier an den Ellenbogen, an den Knien, an den Sprunggelenken durch Retinacula festgehalten und dadurch in die entsprechende Richtung gelenkt. Retinacula sind dafür zuständig,

a) diese Strukturen zu fixieren und

b) weiß man mittlerweile, dass diese Retinacula massiv durchsetzt sind mit Stellungsrezeptoren, die auch ähnlich wie die Fascia profunda in jeder Phase der Bewegung an unser Gehirn eine Rückmeldung gibt, wo sich das entsprechende Gelenk, wo sich die entsprechenden Retinacula in diesem Moment der Bewegung gerade befinden.

Wenn wir also in der modernen Faszientherapie über Faszien sprechen, dann meinen wir damit vier Strukturen: Fascia superficialis, fascia profunda, aponeurotische Faszien und Retinacula.

Zum Schluss möchte ich dir noch darlegen, was Bindegewebe lieben und was Bindegewebe gar nicht mögen. Bindegewebe lieben Flüssigkeit.

Je mehr Wasser du in deinen Körper einführst, umso besser kann dein Bindegewebe tatsächlich arbeiten. Wie viel du trinken solltest, hast Du in Kapitel 10 schon gelesen. Bindegewebe lieben abwechslungsreiche Bewegung. Am liebsten federnd. Federnde abwechslungsreiche Bewegung, so, dass die Fasern, die wir in unserem Bindegewebe haben, aus allen Richtungen immer wieder unterschiedliche Reize bekommen. Dadurch unterschiedliche Wachstumsreize und dadurch vermehrt sich auch die Synthese. Das ist die Produktion von Elastinfasern – das ist das, was unser Bindegewebe schön flexibel macht.

Flüssigkeit, Bewegung, am liebsten abwechslungsreiche Bewegung und am besten eine ausgewogene Ernährung mit entsprechenden Makro- und Mikronährstoffen, so dass dein Bindegewebe optimal in jeder Ebene versorgt ist.

Du brauchst für dein Gewebe einen Wachstumsreiz, einen flüssigkeitsummantelten Film und entsprechende Ernährung, damit dein Wachstum entsprechend nach vorne getrieben werden kann. Was Faszien hassen, ist eintönige Bewegung. Denn genauso, wie sich eine Faszie an eine Bewegung anpasst, passt sich eine Faszie auch an eine eintönige Bewegung an. Stell dir vor, dein Alltag besteht überwiegend aus Sitzen.

Dein Gewebe passt sich dieser Position an. Wann fühlt sich dein Bindegewebe in der Regel wohl? Wenn du es multidimensional, in alle Richtungen bewegst. Sprich genau das Gegenteil von einer andauernden Sitzposition.

Was dein Bindegewebe noch gar nicht mag, ist Stress. Stress sorgt dafür, dass der Körper Hormone ausschüttet, die wiederum dafür sorgen, dass dein Bindegewebe verfilzt, mir gefällt der Begriff „sich zusammenzieht" eigentlich viel besser. Näheres dazu findest du in Kapitel 14 „Der Stress in deinem Gewebe".

Zu guter Letzt, möchte dein Bindegewebe am besten mit einer entzündungsarmen Ernährung versorgt werden, so dass kleinste Prozesse in deinem Körper - Entzündungsreaktionen - gar nicht dafür sorgen können, dass eventuelle Nervenfasern, eventuelle Kollagen-, eventuelle Elastinfasern übermäßig gereizt werden.

14 | DER STRESS IN DEINEM GEWEBE

Faszien und Stress insbesondere chronischer Stress passen gar nicht zusammen. Wir wissen heute, dass in Fasziengewebe sog. sympathikotone Fasern sich befinden.

Sympathikotone Fasern sind Fasern, die auf Stress negativ reagieren – für dich negativ. Ich möchte dir jedoch erstmal kurz erklären, was ist Stress überhaupt und warum ist Stress auch notwendig und evolutionär sinnvoll.

Stress ist entstanden, wie wir heute wissen, schon vor über 200 Mio. Jahren. Selbst erste kleine Bakterien litten schon unter Stressreaktionen. Wobei das Wort „leiden" nicht treffend ist. Stress sorgt dafür, dass wir in Gefahrensituationen, sowohl körperliche als auch geistige Anpassungsreaktionen zeigen. Wir wissen heute, dass Stress ein überlebensnotwendiger Mechanismus ist.

Unser Problem in der heutigen Zeit ist der chronische Stress. Warum das so ist werde ich dir gleich erklären.

Wir unterscheiden in der Physiologie – in der Lehre der Funktion des Menschen – zwei Systeme innerhalb unseres Körpers, die für Stress entscheidend sind. Das eine System ist ein Ruhesystem. Wir nennen das: Das parasympathische System oder das vagale System. Dieses System sorgt dafür, dass in unserem Körper Regenerationsprozesse verlaufen, dass unsere Verdauung optimal gesteuert wird, dass wir super in den Schlaf finden.

Das Gegenteil dieses Systems - wenn man das so sagen möchte - ist das sympathikotone System. Dieses System sorgt dafür, wenn auf unseren Körper eine Stressnoxe, d.h. ein äußerer Einfluss, einprasselt, den unser Körper als Stress wahrnimmt, unser Körper Anpassungsreaktionen zeigt.

Was heißt das? Unser Körper reagiert mit Anstieg des Pulses, Anstieg der Atmung, unser Körper stellt Energie bereit, um mögliche Reaktionen auf diesen Stress zu zeigen.

Evolutionär betrachtet gibt es da zwei Reaktionen: Angriff nach vorne oder Flucht nach hinten. Beides sorgt dafür – ganz anders, als bei chronischem Stress – dass wir uns dieser Stresssituation entziehen.

Warum ist dieser Stress, dieser symapthikotone Stress jetzt nicht gut für deine Bindegewebsfasern? Das ist gar nicht so schwer. Wir wissen heute, dass unter Ausschüttung von Stresshormonen ein Stoff in unserem Körper freigesetzt wird, der sich TGF-Beta-1 nennt – schwieriges Wort, kannst du auch direkt wieder vergessen. Dieser Stoff sorgt dafür, dass unser Bindegewebe über lange Sicht gesehen, fest und derbe wird.

Wenn wir jetzt ein paar 10.000 Jahre in die evolutionäre Entwicklung des Körpers wie wir ihn heute besitzen zurückspulen, dann war das auch gar kein Problem. Wir haben uns diesen Stresssituationen gestellt oder uns ihnen entzogen. Kein Problem! Dieser Stoff konnte nicht lange auf unser Bindegewebe wirken, sorgte also nicht dafür, dass sich Bindegewebsfasern auf Dauer verfilzen.

Jetzt sind wir in unserem Alltag – Stichwort chronischer Stress – allerdings dauerhaften Stresssituationen ausgesetzt. Die Evolution hat uns dazu befähigt ein Großhirn zu entwickeln, was wiederum die Fähigkeit hat diese uns angeborenen Instinkte zu überlagern.

Ich möchte dir ein Beispiel nennen: Stell dir vor, du gehst montags morgens nicht gerne zur Arbeit, soll ja vorkommen. Dann wirst du deinen Körper dauerhaft unter Stress setzen. Normalerweise (wären wir jetzt der Neandertaler vor zigtausend Jahren) würden wir uns dieser Stresssituation nicht dauerhaft stellen. Unser Großhirn befähigt uns aber dazu rational zu überlegen, warum muss ich mich dieser Stresssituation jetzt aussetzen. Ich muss mein Geld verdienen, ich muss meinen Job erfüllen, ich muss meine Familie versorgen. So steht mein Körper dauerhaft unter dem Einfluss von sympathikotonem Stress und unser Körper setzt dauerhaft dieses angesprochene Hormon frei. Wie du bereits weißt, passt sich Bindegewebe als Reaktion auf äußere Einflüsse an. Zwischen 180 Tagen und zwei Jahren verändert sich unser Bindegewebssystem. Jetzt stell dir vor, dieses Hormon wird über mehrere Jahre ausgeschüttet, dein Körper steht seit mehreren

Jahren unter chronischem Stress. Deine Bindegewebsfasern ziehen sich zusammen, sorgen dafür, dass Nervenenden innerhalb deines Bindegewebes immer wieder sensibilisiert, immer wieder gereizt werden.

Es entstehen tatsächlich in der Bildgebung darstellbare Verhärtungen, Verfilzungen, die man heute mit modernen Methoden auf einem Foto sehen kann. Symapthikotoner Stress sorgt dafür, dass dein Körperanzug, dein Faszienanzug, aber auch deine Muskulatur, die eben darin liegt auf Dauer zusammengezogen wird und dadurch fester wird, unbeweglicher wird, schlechter koordinierbar wird und gegebenenfalls in Abstimmung mit anderen Faktoren schmerzhaft ist.

Ein Ausweg dafür, das ist jetzt sehr leicht gesagt, das ist mir klar, wäre ein Versuch den chronischen Stress zu reduzieren. Darauf ein moderates Bewegungstraining, ein wenig gesunde Ernährung, ordentliche Trinkmenge und das sind schon einmal die Bausteine, um eine chronische Stresssituation möglichst klein zu halten im Hinblick auf eine optimale Versorgung deines Bindegewebes. Versuchs doch mal! Auch kleine Bausteine sorgen dafür, dass am Ende gewisse Sachen ins Rollen kommen. Ich erinnere dich an dieser Stelle nochmal an die Quadratatmung aus Kapitel 09.

Mikronährstoffe bei Fibromyalgie

Bei einer Fibromyalgie sind besonders das Bindegewebe und die Muskel-Sehnen-Übergänge betroffen.

Vitamine und Nährstoffe

Vitamin C		3 g
Vitamin E		200 Milligramm (mit Arztrücksprache)
Vitamin D3		bis 4000 IE (bzw. mind. 60 IE pro kg Körpergewicht)
Omega-3		4 g (auf hohen EPA-Anteil von 2000 mg achten)

Mineralien

Magnesium|	400 mg

Sonstige Stoffe

Coenzym Q10|	bis 400 Milligramm
L-Carnitin		1.500 Milligramm
S-Adenosyl-Methionin (SAM)		
bis 400 Milligramm	

Bezugsquellen im Anhang

Ein Beitrag von Wibke Wirth

Mein Name ist Wibke Wirth, ich bin 28, Sportphysiotherapeutin, Manualtherapeutin und ehemalige Leistungssportlerin.
Gebürtig aus dem Saarland, wo ich meine ersten Schritte in der Physiotherapie gemacht habe, führte mich mein beruflicher Werdegang über Hamburg nach München. Dort arbeite ich in der Praxis Euphysio, vorwiegend im Bereich der manuellen Therapie und in der (medizinischen) Trainingstherapie.

Der Kontakt zu Christian Burkholder kam durch seine Schwester zustande, mit der ich damals die Ausbildung zur Physiotherapeutin absolviert habe. Kurz darauf habe ich Ihn wegen einer komplizierten Schulterverletzung, die auch das Ende meines Leistungssportes Handball bedeutete, als Patienten in seiner Praxis aufgesucht. Bis heute besteht zwischen uns eine sehr wertschätzende Beziehung. Schon während meiner Ausbildung teilte er in zahlreichen Fachgesprächen und Behandlungen sein enormes Wissen und ist mir bis heute ein wichtiger Ansprechpartner geblieben.
Als er mich bat, in seinem Buch als Gastautorin aufzutreten, musste ich daher nicht lange überlegen.
Aufgrund meiner Schulterverletzung musste ich mich mehreren Operationen unterziehen, wodurch ich sehr früh lernen musste, was es heißt zu »heilen«. Infolgedessen habe ich mich intensiv mit dem Thema Wundheilung, Ernährung und Entzündungsreaktionen beschäftigt – und vor allem wie man diese positiv wie negativ beeinflussen kann.

Aber was ist eine Entzündung eigentlich? Und welchen Sinn hat diese?
In der medizinischen Fachliteratur wird eine Entzündung als komplexe, körpereigene Reaktion auf schädigende Reize von innen oder außen beschrieben. Diese kann durch Infektionen, Verletzungen, physikalische und

physische Einflüsse, Gewebsuntergänge, Tumorerkrankungen, Fremdkörper oder Allergien ausgelöst werden.

Entzündungszeichen sind:

Rötung (Rubor):

Das Immunsystem antwortet mit einer Ausschüttung von Gewebshormonen wie Histamin und Bradykinin auf den entzündungsauslösenden Reiz. Das führt zu einer Vasodilatation (Erweiterung) der umliegenden Gefäße, was den Sinn hat, den Blutstrom zu verlangsamen, um die Blutbestandteile, die für Entzündungs- und Heilungsreaktionen gebraucht werden, besser dort einsetzen zu können, wo sie benötigt werden. Durch diese Mehrdurchblutung rötet sich das umliegende Hautareal.

Wärme (Calor):

Die Wärme ist ebenfalls auf die Mehrdurchblutung des Entzündungsgebiets zurückzuführen.

Schwellung (Tumor):

Aufgrund der Ausschüttung der Gewebshormone sind die Gefäßwände für manche Stoffe durchlässiger, was durch Verletzungen der Gefäße zusätzlich verstärkt wird. So gelangt Flüssigkeit in das Gewebe (Ödem) mit dem Ziel, das umliegende Gebiet zu schützen und ruhigzustellen. Dieses Ödem zeigt sich uns als Schwellung des betroffenen Bereichs.

Schmerz (Dolor):

Dieses teils sehr ausgeprägte Symptom kann bei einer Entzündung mehrere Ursachen haben. So kann beispielsweise eine Schwellung Nerven komprimieren, was als Schmerz wahrgenommen wird. Ein weiterer Grund liegt in der Entzündungsursache. Sollte es hier zu einer direkten Gewebsschädigung gekommen sein, antwortet unser Nervensystem mit

Schmerz. Eine andere Möglichkeit stellt die Vergrößerung des Wundgebiets dar, die mit Entzündungsmediatoren einhergeht.

Funktionsverlust (Functio laesa):

Eine Kombination der oben genannten Abläufe führt dazu, dass das entzündete Gewebe nur noch eingeschränkt bis hin zu überhaupt nicht mehr belastet werden kann.

Die Symptome können unterschiedlich stark auftreten. Daher ist eine präzise Anamnese mit der anschließenden Befundaufnahme in den Bereichen Inspektion, Palpation sowie der aktiven und passiven Bewegungsuntersuchung für unser weiteres Vorgehen unerlässlich. In jeder Anamnese darf eine konkrete Frage nicht fehlen, nämlich die nach Medikamenten.

In meiner bisherigen physiotherapeutischen Laufbahn ist die Behandlung von Patienten mit Entzündungen aufgrund verschiedener „Störfaktoren" immer wieder verzögert worden.

Mit Störfaktoren meine ich konkret eine falsche Ernährung, aber auch die Einnahme von NSAR (nichtsteroidale Anthirheumatika) und NSAP (nichtsteroidale Antiphlogistika) wie Ibuprofen, Voltaren und Diclofenac. Diese werden als „Entzündungshemmer" beschrieben, womit dem Patienten suggeriert wird, dass eine Entzündung etwas Schlechtes für den Körper ist.

Befasst man sich aber genauer mit diesem Thema wird klar, dass durch die Einnahme dieser Medikamente genau der gegenteilige Effekt entsteht, da dem Körper sehr häufig die Chance genommen wird, die für die Heilung wichtigen Entzündungsprozesse geregelt ablaufen zu lassen.

Hinzukommt, dass durch Ibuprofen und Co. die Kollagen- und Eiweißsynthese gehemmt wird. Das heißt der Neuaufbau von Geweben, die zur Heilung notwendig sind. Diese Stoffe werden jedoch dringend in der Rehabilitationsphase gebraucht, um verletzte Strukturen wieder zu reparieren und aufzubauen.

Ein weiterer Nebeneffekt der »Pillen der Nation« - wie ich sie gerne nenne- ist die Stenosierung (Verengung) von Gefäßen. Die Folge ist mangelnde Versorgung, schleppender Stoffwechsel und gegebenenfalls eine verzögerte Wundheilung.

Der eigentliche Hauptmechanismus, die Schmerzhemmung, spielt für unsere Anamnese und Behandlung eine zentrale Rolle. Hat der Patient vor dem Besuch beim Physiotherapeuten diese Form der Arznei eingenommen, verfälscht er aufgrund der schmerzhemmenden Wirkung nicht nur unsere Befundergebnisse, sondern auch die Therapie, da es beispielweise zu einer erweiterten Endstellung bei Mobilisationen kommen kann oder gar zu einer Überlastung in der Trainingstherapie, da die natürliche Körperreaktion, Schmerz, übertönt wird.

Verstehe mich bitte nicht falsch, es geht hierbei nicht um die Ibuprofen gegen Kopfschmerzen am Sonntagmorgen. Es geht um Patienten, welche über Monate täglich, 2-3 Tabletten zu sich nehmen. Ibuprofen und alle anderen Medikamente, welche in die gleiche Gruppe eingestuft werden, haben in unserem Körper eine Halbwertszeit von bis zu 16 Tagen. Solange kann dieser Stoff im Körperkreislauf nachgewiesen werden. Zusammenfassend heißt dies, es gibt ausreichend Menschen, die dauerhaft den Wirkstoff in sich haben und sich wundern, wieso ihre Bandscheibensymptomatik nicht besser wird (fehlende Eiweiß-und Kollagensynthese) oder gar dauerhaft offene Stellen an der Haut vorfinden (mangelnde Wundheilung durch Störung der Heilungskaskade).
Natürlich sollst du auch keinen großen Schmerzen ausgesetzt sein. Im besten Fall wird für diese Zeit- nach Rücksprache mit deinem behandelten Arzt- ein zentralwirkendes Schmerzmittel eingesetzt, welches die Heilung nicht beeinträchtigt.
Neben den Medikamenten ist der zweite große Faktor die Ernährung.
Du kennst sicherlich den Satz:
»Du bist, was du isst!«

Warum hinter diesem Sprichwort mehr steckt als man denkt, möchte ich dir gerne mit diesem Zitat von Professor Dr. Olaf Adam von der Ludwig-Maximilians-Universität München einleiten:

»Kann man gegen die Entzündungsprozesse im Körper anessen? Ja. Patienten mit rheumatoider Arthritis hätten in einer Studie zur Ernährungstherapie ihre antientzündlichen Medikamente deutlich reduzieren können. Die Teilnehmer benötigten 32 Prozent weniger nichtsteroidale Antirheumatika und 15 Prozent weniger Corticosteroide. Dies konnte allein durch die Umstellung auf eine lactovegetarische Kost mit erhöhter Zufuhr von Fischöl, Omega-3-reichen Ölen, Antioxidanzien, Calcium und Vitamin D3 erreicht werden.«

Interessant! Prof. Dr.Adam schlussfolgert also, dass bei einer Umstellung auf eine vegetarische Ernährung und dem Verzicht von Milchprodukten die antientzündlichen Medikamente deutlich reduziert werden können.

Bas Kast schreibt in seinem Buch „Der Ernährungskompass", Milch sei das Wachstumsgetränk schlechthin. Sinnvoll als Neugeborenes und beim Heranwachsenden, jedoch zählen wir zu den einzigen Säugetieren welche nachdem Auswachsen noch Muttermilch konsumieren – und diese auch noch von einer anderen Spezies. Nebenbei neigen die meisten Menschen zu Unverträglichkeiten gegenüber Milch, genau gesagt dem in der Milch enthaltenen Zucker (Laktose).
Ihnen fehlt das Enzym Laktase, welches dafür sorgt, dass der Zucker im Darm in einzelne Bestandteile zerlegt werden kann.
Nachgewiesen sorgt neben den Milchprodukten auch Gluten für große Unverträglichkeiten im menschlichen Körper.
Gluten ist ein Protein, welches vor allem in Weizen vorkommt. Die Industrie nutzt es für die Herstellung von Klebestoffen. Genau die Eigenschaften die Gluten dafür qualifizieren, sorgen in unserem Darm unter anderem für Bauchschmerzen oder Blähungen.

Dies kann langfristig zu Entzündungsreaktionen führen.

Gluten schädigt die Darmwand und macht sie durchlässig, wodurch ungewünschte Immunreaktionen hervorgerufen werden. Müdigkeit, Konzentrationsschwäche und Schlafprobleme sind unter anderem die Folge. Bekannt ist dies auch als „Leaky-Gut-Syndrom".

Weiterhin enthält es die Stärke Amylopektin A, die den Blutzuckerspiegel nach oben treibt und so vor allem als schädliches Bauchfett sichtbar wird.

Grundsätzlich rate ich dir zu einer basischen Ernährung in der frühen Entzündungsphase. Fleisch, Getreide und Milchprodukte gehören zu der Gruppe der sauren Lebensmittel und sorgen- wie der Name schon sagt- für eine Übersäuerung des Körpers.

Folgen sind neben Müdigkeit, Verdauungsproblemen oder Energiemangel auch Erkrankungen wie Allergien, Osteoporose oder Gicht.

Der Konsum von großen Mengen Fleisch führt zu einer vermehrten Aufnahme von Purinen. Purine sind Eiweißbegleitstoffe, die im Körper zu Harnsäure abgebaut und normalerweise über den Urin ausgeschieden werden. Geschieht dies nicht, kann es zu einer Art „Pseudo-Gicht" führen. Freie Nervenendigungen werden gereizt und die Schmerzproduktion steigt. Abgebaut wird das Fleisch über die Leber. Vor allem rotes Fleisch sorgt dabei, bei übermäßigem Konsum, mit seinem hohen Eisengehalt für erhöhte Eisenwerte im Blutbild. Die Folgen können Zellschädigungen und die Entfachung von Entzündungsprozessen sein. Eine Fettleber und gar Diabetes könnten daraus resultieren, da die Körperzellen des Fleisches weniger auf Insulin ansprechen.

Positiven Einfluss können wir daher nehmen, wenn wir in der frühen Entzündungsphase, den Konsum reduzieren oder sie gar meiden.

Weiterhin können dazu Antioxidantien den oxidativen Stress in der Zelle verringern, welcher im Zusammenhang mit dem Altern und der Entstehung einer Reihe von weiteren Krankheiten in Verbindung gebracht wird. Über Blaubeeren, Knoblauch, Grapefruit oder auch Algen lassen sie sich zum Beispiel sehr gut in die Ernährung integrieren.

Entzündungshemmende Nahrungsmittel wie Kurkuma und Ingwer sind für mich ebenso notwendig wie ein gutes Verhältnis zwischen Omega 3 und 6 Fettsäuren. Beide Fettsäuren sind in unserem Körper Vorläufer von Botenstoffen, welche unter anderem für die Regulierung des Blutdruckes oder Entzündungsreaktionen verantwortlich sind.

Da die westliche Ernährung leider sehr Omega-6 lastig ist (Fleisch, Milch, Sonnenblumenöl), macht es durchaus Sinn Omega 3-Fettsäuren zu substituieren. Nicht nur dass Omega-6-Fettsäuren Entzündungen im Körper fördern, durch einen Überschuss dieser werden Omega-3-Fettsäuren blockiert und können ihre Entzündungshemmende Wirkung nicht entfalten. Leinöl, Walnüsse, Hanf – oder Rapsöl sind die alternativen zur Aufnahme von Omega-3-Fettsäuren für all diejenigen, die keinen Fisch mögen. Für deine natürliche Wundheilung können Zink, Selen und Vitamin C genauso helfen, wie die regelmäßige Einnahme von Vitamin B12 und Vitamin D3. Die beiden letzteren sind für mich essentiell wichtig, egal ob Fleischesser oder Veganer.

Das große Thema Schlaf wird in Kapitel 09 besprochen und könnte sogar auf mehreren Ebenen besprochen werden, das würde allerdings den Rahmen sprengen.

Es führt mich jedoch zu meiner letzten Nahrungsergänzungsmittelempfehlung – Magnesium. Mit dem Zeitfenster der Einnahme, ist es möglich das Schlafverhalten zu beeinflussen. Nimmt man es nachmittags ein, hilft es beim Einschlafen, abends beim Durchschlafen. Sorgen Sie für einen gesunden Schlafrhythmus, der im besten Falle vor dreiundzwanzig Uhr beginnt und mindestens sieben Stunden andauert. Ist dies bei dir nicht der Fall, ist das die erste Schraube, die du justieren solltest, da unser Immunsystem vor allem nachts regeneriert und insbesondere dann Entzündungen repariert.

Erinnerst du dich nach dem ganzen Input an das Sprichwort zu Beginn meines Beitrags?

Abgedroschen aber definitiv die Wahrheit.

Mein Ziel war es dir den Zusammenhang zwischen einem simplen Bauernsprichwort und modernen, medizinischen Erkenntnissen näher zu bringen.

Können wir nach all diesen Erkenntnissen aktiv Einfluss auf Entzündungen haben? Definitiv.

Eine Entzündung ist eine natürliche Reaktion des Körpers. Wir sollten Sie also nicht grundsätzlich durch äußere Einflüsse, wie Medikamente oder Ernährung, zwangsläufig behindern, sondern den natürlichen Heilungsprozess unterstützen.

Es geht nicht darum bei geringen Beschwerden in Panik zu verfallen, sondern darum mehr auf seinen Körper zu achten und ihn wertzuschätzen - und dazu gehört nicht unbedingt die Leberkässemmel, der große Milchkaffee oder die morgendliche Ibuprofen zum Frühstück!

Deine Wibke Wirth

Was Dir bei einer Entzündung hilft

Das solltest Du wissen

Nützlich

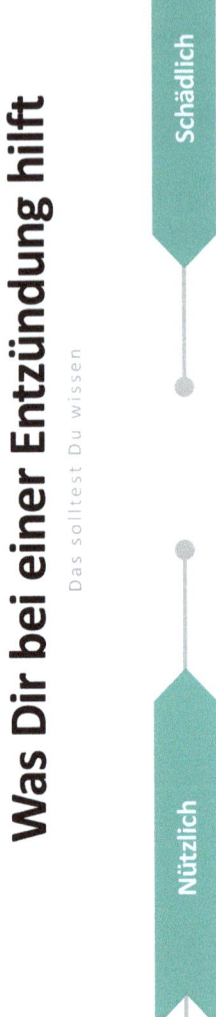

Nahrungsmittel mit hoher Dichte an Antioxidantien.
Z.B. Grapefruit, Blaubeeren, Knoblauch, Algen...

Kurkuma & Ingwer

Omega3 Fette aus Algen, Fisch, Leinöl, Hanföl,
Walnüssen

Ausreichend Schlaf

Bewegung unterhalb der Schmerzgrenze

Schädlich

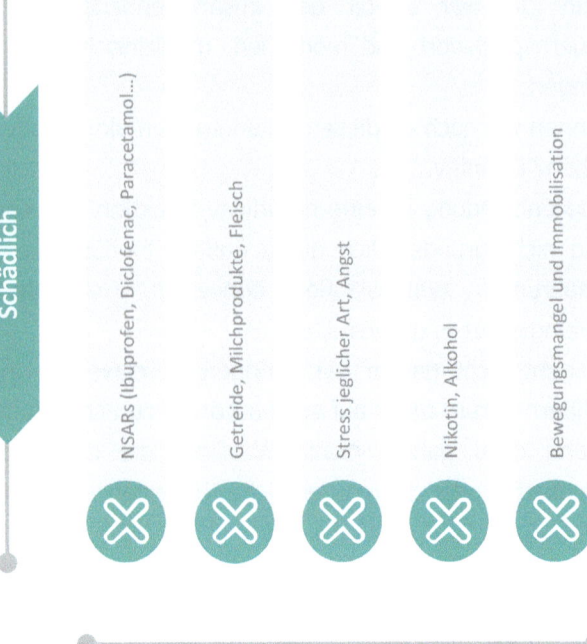

NSARs (Ibuprofen, Diclofenac, Paracetamol...)

Getreide, Milchprodukte, Fleisch

Stress jeglicher Art, Angst

Nikotin, Alkohol

Bewegungsmangel und Immobilisation

Mikronährstoffe bei Einnahme von Schmerzmitteln

Viele Schmerzmittel rauben deinem Körper Kapazitäten auf Nährstoffebene. Diese solltest du kennen und ausgleichen.

Paracetamol und Acetylsalicylsäure (ASS)

Vitamin B1 |	bis 100 mg
Vitamin B6 |	bis 100 mg
Vitamin B12 |	500 - 1.000 µg
Vitamin C |	3,0 g

Diclofenac und Ibuprofen

Vitamin B1 |	bis 100 mg
Vitamin B6 |	bis 100 mg
Vitamin B12 |	500 - 1.000 µg
Vitamin C |	3,0 g
Vitamin E|	bis 130 Milligramm (ggf. Arztrücksprache)
Zink |	15 mg

Übrigens:

Die gleichzeitige Einnahme von Omega-3 Fettsäuren hilft den schmerzstillenden Effekt zu unterstützen.

Bezugsquellen im Anhang

Experiment | Lachen ist tatsächlich Medizin

Wer lacht, nimmt Schmerzen weniger intensiv wahr. Ganz neu ist diese Erkenntnis nicht, doch britische Forscher haben sie 2011 noch einmal eindrucksvoll bestätigt. Das Lachen, vor allem in Gruppen, könnte Endorphine freisetzen und die Reizschwelle erhöhen, berichten die Wissenschaftler um Robin Dunbar von der Oxford University im Fachmagazin "Proceedings of the Royal Society B".

In einem Versuch sahen freiwilligen Probanden entweder allein oder in einer Gruppe ein lustiges Video oder eine neutrale, faktenreiche Dokumentation. Die Forscher maßen, wie viel die einzelnen Teilnehmer lachten. Das Schmerzempfinden wurde dann auf die Probe gestellt, indem die Wissenschaftler eine Manschette zur Blutdruckmessung am Oberarm immer stärker aufpumpten oder den Probanden eine auf minus 16 Grad Celsius temperierte Manschette umlegten, die eigentlich zum Weinkühlen benutzt wird. Die Teilnehmer sollten angeben, ob sie den Schmerz noch aushalten. Ausgiebiges Lachen erhöhte dabei offenbar die Schmerzgrenze der Probanden.

"Wir vermuten, dass die körperliche Aktion beim Lachen die Aktivierung des Endorphin-Systems in Gang setzt", berichten die Wissenschaftler. Endorphine, mitunter auch als Glückshormone bezeichnet, sollen eine wichtige Rolle bei der Schmerzverarbeitung spielen und dem Organismus bei der Bewältigung von physischem und psychischem Stress helfen. Bisher wurde dieses Phänomen vor allem mit großer physischer Anstrengung, wie Laufen, in Verbindung gebracht.

Die Forscher gehen davon aus, dass das für das menschliche Lachen typische anhaltende Ausatmen ohne Luft zu holen einen ermüdenden Effekt hat, was schließlich zur Ausschüttung von Endorphinen führt. Dieser Effekt wurde nach Angaben der Experten noch verstärkt, wenn sich die Versuchspersonen die lustigen Videos nicht allein, sondern in Gruppen ansahen. Die Ergebnisse zeigen, dass dann die Reizschwelle gegenüber Schmerz sogar noch höher lag.

Was heißt das für Dich?

Versuche zu lachen. Klingt einfach. Ist es oft nicht. Selbst, wenn Du nichts Lustiges vor Augen hast, dann nimm eine Mimik an, als würdest Du lachen. Andere Experimente haben gezeigt, dass ein gespieltes Lachen, nur über das „Bewegungsmuster" deines Gesichts in deinem Gehirn ebenfalls zur Endorphinausschüttung geführt hat.

„Tu deinem Leib etwas Gutes, damit deine Seele Lust hat, darin zu wohnen."

Teresa von Avila

16 | DEIN PROTOKOLL NACH OPERATIONEN UND VERLETZUNGEN

Wie Du jetzt bereits in mehreren Kapiteln erfahren hast, sind Verletzungen und Operationsfolgen und deren Heilungen Prozesse, die eine gewisse Zeit dauern und einer sorgfältigen Nachbehandlung bedürfen.

Ich gebe dir ein Nachsorgeprotokoll an die Hand mit Hilfe dessen Du deine Phase der Gesundung, medizinisch sagt man Rekonvaleszenz optimal begleiten und ausschöpfen kannst.

Beachte, dass es sich hier um allgemeine Ratschläge handelt, die meist ohne Probleme angewandt werden können. Im Zweifelsfalle spreche dies mit deinem Arzt oder Therapeuten ab.

Das Programm besteht aus 3 großen Bausteinen:
1. Verhaltensoptimierung
2. Nährstoffoptimierung
3. Bewegungsoptimierung

Zu Punkt 1 - Verhaltensoptimierung:

- Ausreichend Schlaf (siehe Kapitel 10)
- Kein Katastrophendenken (siehe Kapitel 1), dein Körper ist eine Schöpfung der Natur. Natur ist immer flexibel, passt sich an und findet einen Weg.
- Geduld. Die wohl schwierigste Disziplin.
- Rauche nicht! Und trinke keinen Alkohol. Beides stört die Wundheilung und verzögert die Heilung.
- Vermeide Stress.
- Gehe bei lange geplanten operativen Eingriffen nach Möglichkeit nicht mit Übergewicht in die Operation. Gerade im Bereich Bewegungsapparat wird dein Körper es dir danken.

Zu Punkt 2 - Nährstoffoptimierung

- Vermeide Zucker. Diese sorgt für Entzündungsreaktionen
- Trinke genug! (siehe Kapitel 11)

Sorge für ausreichende Mikronährstoffe:

Vitamin C |	1,0 g alle 2 Stunden in den ersten 3 Tagen nach OP Danach 3 g täglich
Vitamin D3 |	bis 8000 IE (bzw. mind. 60 IE pro kg Körpergewicht) für 10 Tage, danach 4000 IE täglich
Selen |	bis 200 µg für 10 Tage, danach 100 µg
Vitamin E|	bis 130 Milligramm (ggf. Arztrücksprache)
Zink |	5- 10 mg alle 2 Stunden am ersten Tag der Verletzung oder OP; danach 10 mg 3-mal täglich
Omega-3 |	4 g (auf hohen EPA-Anteil von 2000 mg achten)
Kollagenhydrolysat |	5 – 10 Gramm
Resveratrol |	5 bis 10 Milligramm

Bezugsquellen im Anhang

Zu Punkt 3 – Bewegungsoptimierung:

Nach einer Verletzung oder Operation gilt es sich gezielt – angepasst an Wundheilungsphasen – zu bewegen. Dies kann von Situation zu Situation unterschiedlich ausfallen. Daher möchte ich dir DRINGED empfehlen dich ggf. schon, falls es sich um eine Operation handelt, dich mit einem qualifizierten Therapeuten in Verbindung zu setzen und eine Strategie für den Status post operativ zu entwickeln.

Eine kleine Übersicht zum Verlauf einer Verletzung kannst du folgend sehen.

Wundheilung

Trauma
Nach jeder Verletzung des Bewegungsapparates werden grundsätzlich neue Kollagene produziert.

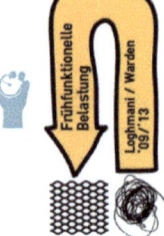

Entzündungsphase (0.-5. Tag)

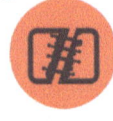

P.O.L.(I.)C.E.

Distanzphänomen beim Erstschmerz

Proliferationsphase (5.-21. Tag)

- Kapilarisierung abgeschlossen
- MLD sinnvoll (4-25-fach höhere Gefäßdichte)
- Synthese von Prokollagen
- Arbeiten bis "Zuggefühl" entsteht
- Kollagen-I-Synthese
- Fasergerüstreduktion

Myofibroblasten ziehen das Gewebe auf ca. 70% Breite zusammen.

6.-11.Tag = Abbau > Aufbau Schwächeperiode

Umbauphase (21.-300./500. Tag)

Sog. "inkomplette Entzündungen" sind bis zum Abschluss möglich.

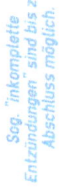

Mechanische Belastung

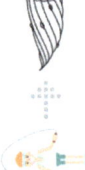

Fibroblasten-aktivität und Bildung von Kollagenfasern.

Propriozeption vor Mobilität

Alltags-. bzw. sportspezifisches Training rückt in den Vordergrund.

Frühfunktionelle Belastung

Loghmani / Warden '09 / '13

1. Woche:
Vorsichtige Mobilisation unter der Empfindungsgrenze, aber trotzdem größtmöglich und funktionell richtig!

2. Woche:
Langsame Steigerung des Bewegungsumfanges bis zur Empfindungsgrenzel

3. Woche:
Steigerung der Bewegung innerhalb der Empfindung!

4. Woche:
Nochmalige Steigerung, aber immer unterhalb der Schmerzgrenze!

5. Woche und mehr:
ADL und Übungen der mechanischen Belastbarkeit anpassen. Nach 4 Wochen je nach Gewebetyp 15-30% der normalen Belastbarkeit!

17 | SCHLUSSWORT

Du hast es bis hierher geschafft. Ich danke dir für deine Zeit.
Gesundheit zu finden ist ein Prozess. Ein sehr individueller, teilweise steiniger und kräftezehrender Prozess. Dennoch beginnt jede Reise mit dem ersten Schritt.

Diese Buch zeigt dir viele erste Schritte, keiner besser, als der nächste und jeder in seiner Wirkung wertvoll.

Ich habe als Behandler und Dozent, aber auch als Mensch, der ebenfalls nach persönlicher Gesundheit strebt über die Jahre und die vielen Patientenbegegnungen eines gelernt: Alles zu seiner Zeit und einen Schritt nach dem anderen.

Ich bin stolz dich bis hierhin begleitet zu haben und wünsche dir auf deiner Reise, die auch als Weg wertvoll ist und nicht zwingend ein Ziel haben muss, viel Kraft und Geduld und in letzter Instanz auch Erfolg!

Danke!

Dein

Christian Burkholder

Anhang 1 – Lebensmittel Liste

Hier findest Du eine kleine Übersicht von Lebensmitteln, die bei Entzündungen und dauerhaften Schmerzzuständen für Dich positive Eigenschaften mit sich bringen.

Ananas
Enthält Bromelain, In der Medizin wird Bromelain bei akuten und chronischen Entzündungen (magensaftresistente Tabletten) sowie als Verdauungshilfe eingesetzt. Durchblutungsfördernd, Entzündungshemmend.

Brennnessel
Enthält Silicium (produziert kollagene Fasern, verleiht Faszien mechanische Eigenschaften und verlangsamt Alterungsprozesse)

Apfel
Pektin (entgiftend), sekundäre Pflanzenstoffe (entzündungshemmend)
„Sekundäre sind bestimmte chemische Verbindungen, die von Pflanzen weder im Energiestoffwechsel noch im aufbauenden (anabolen) oder im abbauenden (katabolen) Stoffwechsel produziert werden."

Artischocke
Bitterstoffe (entzündungshemmend, Lebertätigkeit wird erhöht, durchblutungsfördernd)

Aubergine
sekundäre Pflanzenstoffe, wie Terpene (entzündungshemmend)

Avocado
Omega 3 Fettsäuren (entzündungshemmend), Vitamin A (Aufbau von Haut und Bindegeweben), Vitamin E (Zellteilung)

Ceylon-Zimt
Zymtaldehyd (blutdruckstabilisierend, entzündungshemmend), Zink (fördert Heilungsprozesse), ätherische Öle (antibakteriell)

Chia-Samen
Omega 3 Fettsäuren (entzündungshemmend), Zink (Wundheilung)

Chili
Piperin, Capsaicin (durchblutungsfördernd, schmerzlindernd)

Curry
Kurkumin (entzündungshemmend, Kollagensynthese), zusammen mit Pfeffer wird die Wirkung deutlich verstärkt.

Ei
Hochwertiges Eiweiß, Vitamin D (Immunsystem), Lezithin (Zellaufbau)

Fisch
Hochwertiges Eiweiß, Omega Fettsäuren, Vitamin D, Selen (Antioxidans)
Hochwertiges *Fleisch*
Hochwertiges Eiweiß, Eisen (Zellversorgung, optimale Durchblutung)

Gemüse
Vitamin C (Kollagensynthese), Vitamin A (Aufbau von Haut und Bindegewebe), sekundäre Pflanzenstoffe (entzündungshemmend)

Gojibeere
Hochwertiges Eiweiß, Vitamin C, Vitamin A

Granatapfelkerne
Polyphenole (entzündungshemmend)

Grüntee
Ketechine (entzündungshemmend)

Hokkaidokürbis
Vitamin A, Beta-Karotin (Aufbau von Haut und Schleimhaut)

Ingwer / Galgant
Vitamin C (Kollagensynthese), Gingerol (entzündungshemmend), Allicin (antibiotisch)

Kakao
Katechine, Polyphenole (entzündungshemmend), CocoHeal (fördert das Wachstum von Hautzellen, unterstützt Wundheilung und beugt Faltenbildung vor)

Kohl
Kalzium (Zellstoffwechsel), Vitamin C, Indole, Isothiocyante (entzündungshemmend)

Koriander
Sekundäre Pflanzenstoffe, ätherische Öle (entzündungshemmend)

Kurkuma
Kurkumin (entzündungshemmend, Kollagensynthese), zusammen mit Pfeffer wird die Wirkung deutlich verstärkt.

Leinsamen
Omega 3 Fettsäuren

Mandelmehl / Mandelmilch
Zink (Immunsystem), hochwertiges Eiweiß, Omega 3 Fettsäuren, Magnesium (Zellstoffwechsel)

Meerrettich
Vitamin C, ätherische Öle, Kalium (optimale Versorgung der Zelle und der Nervengewebe)

Mineralwasser
Kalzium, Magnesium (Zellstoffwechsel)

Muskatnuss
Myristicin, Eugenol (entzündungshemmend)

Nüsse
Zink (Immunsystem), hochwertiges Eiweiß, Omega 3 Fettsäuren, Magnesium (Zellstoffwechsel)

Obst
Vitamin A (Aufbau von Haut und Bindegewebe), Vitamin C, Wasser, Kalium, Magnesium

Petersilie
Eisen (optimale Durchblutung, Zellstoffwechsel)

Pfeffer
Piperin, Capsaicin (durchblutungsfördernd, schmerzlindernd, verbessert die Aufnahme von Vitaminen und Mineralien aus anderen Lebensmitteln)

Probiotika
Haben positive Auswirkung auf die Darmflora und damit auf die Resorption von Nährstoffen. Zum Beispiel KimChi oder Sauerkraut. Jedoch nicht über 60 °C erhitzen, da sonst die Bakterien zerstört werden.

Rosmarin
Camosol (entzündungshemmend, verbessert den Sauerstofftransport)

Safran
Safranal (beruhigend, schmerzlindernd, entzündungshemmend)

Salbei
Ätherische Öle, Flavonoide, Gerbstoffe (entzündungshemmend)

Sesamsamen
Kalzium (Zellstoffwechsel), Lezithin (Zellaufbau)

Thymian
Thymol, Carvacrol (antibakteriell)

Tomate
Leukopin (Zellstoffwechsel, entzündungshemmend)

Zitrusfrüchte
Vitamin A, Wasser, Mineralien

Zwiebel, Schalotte, Knoblauch
Sekundäre Pflanzenstoffe (entzündungshemmend)

Anhang 2 – Bezugsquellen

Gute Mikronährstoffpräparate zu finden ist nicht einfach. Ein riesen Markt mit zu vielen schwarzen Schafen.

Ich empfehle die Firma NATUGENA©. Ein deutscher Hersteller, nach Qualitätskriterien, die dem Arzneimittelrecht entsprechen.

Unter **www.natugena.de** findest Du fast alle in diesem Buch aufgeführten Produkte.

Mit dem Gutscheincode **2020** bekommst Du zusätzlich zur tollen Qualität und schnellen Lieferung noch 10 Euro auf die erste Bestellung geschenkt. *(Affiliate)*

Andere Produkte, sowie persönliche Empfehlungen sind unter **www.osteopathie-burkholder.de/emfehlungen** aufgelistet. Hier findest Du zum Beispiel das Kollagenpulver aus dem Buch.

Anhang 3 – Onlinekurs

Zu diesem Buch erhältst du den Onlinekurs **„Alles was Du über Schmerzen wissen solltest!"** Viele der Inhalte hast du bereits in der Hand. Dennoch liefert dir der Kurs einige Vorteile.

Ca. *60 Minuten Videomaterial:*
Expertenwissen zum neuesten Stand der Schmerzforschung
Akute und chronischen Schmerzen
7 professionelle Tipps zu **Arthrosen**
7 Geheimnisse für besseren **Schlaf**
5 Fakten über **Bandscheibenvorfälle**, die Du kennen solltest
Die Formel zur optimalen **Trinkmenge**
"Warum der Wirbel **NIE** draußen ist!"
Übertriebene Bildgebung – Weswegen ein **MRT** nicht immer sinnvoll ist!
"Wie Du die Verbesserung deiner **Lebensqualität** messbar machst!"

5 Workouts für deine Wirbelsäule
von leicht bis anspruchsvoll
von **Lenden-** bis **Halswirbelsäule**
als PDF mit ausführlicher Anleitung und zusätzlich als **Online Videotutorial**

25-minütige MP3-Session Progessive Muskelrelaxation
Deine **Schmerzauszeit** für unterwegs

9 Infosheets
Die wichtigsten **Zusammenfassungen** der Fakten speziell zum Thema Schmerzgeschehen

Du bekommst den Zugang unter **box.schmerzfreibox.de**
Mit dem Code **BUCH** erhältst Du im Kaufprozess einen Rabatt von 100%

Zum Autor

2004 | Abitur – Zweibrücken

2007 | Staatlich anerkannter Physiotherapeut – Schwerin

2008 – 2014 | Neurologische Rehaklinik Aachen – Psychosomatik & Neurologie

2009 | Neurophysiologische Behandlungsverfahren PNF – Saarbrücken

2010 | 5-jährige Ausbildung Osteopathie Institut für Angewandte Osteopathie (IFAO)

2009 – 2010 | Ausbildung Funktionelle Osteopathie und Integration – Leverkusen

2013 | Amtsärztliche Prüfung HP – Düsseldorf

2014 | Neuraltherapie nach Hunecke – Köln

2014 | Spezielle Schmerztherapie nach FDM – Krankenhaus Naturheilkunde u. Integrative Medizin Essen (Fasziendistorsionsmodell n. Typaldos)

2014 | Abschlussarbeit BAO „Wie ist die Auswirkung einer osteopathischen Intervention bei unspezifischen Rückenschmerzen bei Vorliegen einer kürzlich erfolgten Apendektomie?"

2013 – 2015 | Inhaber der „Praxis für angewandte Osteopathie" – Düren

2015 | 2-jährige Weiterbildung Kinderosteopathie nach VOD Richtlinien – Frankfurt

2015 | Klinisch-neurologischer Untersuchungskurs im Säuglingsalter, Dr. Hohendahl Bochum

2015 | Praxis Osteopathie und Physiotherapie Zweibrücken

2016 | Inhaber des Fortbildungsinstitutes „FeelTheFascia"

2020 | Praxis Physio.Team Burkholder – Zweibrücken

REFERENZEN ALS DOZENT

Lehrinstiut für Physiotherapie Kerpen | Fachdozent Neurologie & Orthopädie

Ergotherapieschule LVR Düren | Fachdozent Neurologie & Orthopädie

Paracelsus Schulen für Naturheilverfahren Stuttgart und Saarbrücken | Fachdozent parietale, viscerale und Kinderosteopathie

Akademie für Gesundheitsfachberufe Pirmasens | Fachdozent Neurologie

Universitätsklinikum des Saarlandes Homburg | Fachdozent Physiologie

VERÖFFENTLICHUNGEN

„Zusammenfassung des Status quo im Feld Neurorehabilitation" erschienen in „neuroreha" Thieme-Verlag (neuroreha 2013; 05(04): 190)

„Anatomie – Wer behandeln will, muss fühlen können" erschienen in „physiopraxis" Thieme-Verlag (physiopraxis 2012; 10(05): 63)
„Zervikothorakaler Übergang Verbindung zum vegetativen Nervensystem" erschienen in „"pt_Zeitschrift für Physiotherapeuten"_68 (2016) 5

„Praxisnah und kreativ – Pädiatrische Osteopathie" erschienen in physiopraxis 2018; 16(10): 61

Zeitgesund: Der Schlüssel zu mehr Zeit für das Wesentliche (Deutsch) Taschenbuch – 24. April 2019 – ISBN 3749453993

Quellen

Spiegel Wissenschaft online - Lachen hebt die Schmerzgrenze - 14.09.2011, 11.33 Uhr
https://www.science.lu/de/neue-studie/dem-gehirn-beibringen-weniger-schmerz-zu-empfinden

Beales DJ, O'Sullivan PB, Briffa NK. Motor control patterns during an active straight leg raise in chronic pelvic girdle pain subjects. Spine (Phila Pa 1976) 2009 Apr 20;34(9):861-70

O'Sullivan PB, Beales DJ, Beetham JA, Cripps J, Graf F, Lin IB, Tucker B, Avery A. Altered motor control strategies in subjects with sacroiliac joint pain during the active straight-leg-raise test.Spine (Phila Pa 1976).2002 Jan 1;27(1):E1-8.

Roussel N, Nijs J, Truijen S, Vervecken L, Mottram S, Stassijns G. Altered breathing patterns during lumbopelvic motor control tests in chronic low back pain: a case-control study. Eur Spine J. 2009 Jul;18(7):1066-73. doi: 10.1007/s00586-009-1020-y. Epub 2009 May 10.

Talasz H, Kremser C, Kofler M, Kalchschmid E, Lechleitner M, Rudisch A. Phase-locked parallel movement of diaphragm and pelvic floor during breathing and coughing-a dynamic MRI investigation in healthy females. Int Urogynecol J. 2011 Jan;22(1):61-8. doi: 10.1007/s00192-010-1240-z. Epub 2010 Aug 31.

Trepel M. Neuroanatomie: Struktur und Funktion, Elsevier Urban & Fischer München, 5. Auflage 2012

Drake RL, Vogl AW, Mitchell AW, Tibbitts RM, Richardson PE. Gray's Atlas der Anatomie. Elsevier München, 2009
Bordono B, Zanier E. Anatomic connections of the diaphragm: influence of respiration on the body system. Journal of Multidisciplinary Healthcare 2013:6 281–291

Mori H, Yamamoto H, Kuweshima M, Saito S, Ukai H, Hirao K, Yamauchi M, Umemuta S. How Does Deep Breathing Affect Office Blood Pressure and Pulse Rate? Hypertens Res Vol. 28, No. 6 (2005)

Tharion E, Samuel P, Rajalakshmi R, Gnanasenthil G, Subramanian RK. Influence of deep breathing exercise on spontaneous respiratory rate and heart rate variability: a randomised controlled trial in healthy subjects. Indian J Physiol Pharmacol. 2012 Jan-Mar;56(1):80-7.

Busch V, Magerl W, Kern U, Haas J, Hajak G, Eichhammer P. The Effect of Deep and Slow Breathing on Pain Perception, Autonomic Activity, and Mood Processing— An Experimental Studypme. Pain Medicine 2012; 13: 215–228 Wiley Periodicals, Inc.

Beales DJ, O'Sullivan PB, Briffa NK. The effects of manual pelvic compression on trunk motor control during an active straight leg raise in chronic pelvic girdle pain subjects. Man Ther. 2010 Apr;15(2):190-9

Hungerford B, Gilleard W, Hodges P. Evidence of altered lumbopelvic muscle recruitment in the presence of sacroiliac joint pain. Spine 2003;28:1593–600.

Martarelli D, Cocchioni M, Scuri S, Pompei P. Diaphragmatic Breathing Reduces Exercise-Induced Oxidative Stress. Hindawi Publishing Corporation Evidence-Based Complementary and Alternative Medicine Volume 2011, Article ID 932430. p. 1-10
Subramanian HH, Holstege G. The Nucleus Retroambiguus Control of Respiration. J. Neuroscience, March 25, 2009 • 29(12):3824 –3832
Masaoka Y, Izumizaki M, Homma I. Where is the rhythm generator for emotional breathing? Prog Brain Res. 2014;209:367-77. doi: 10.1016/B978-0-444-63274-6.00019-9.

Vleeming A, Schuenke MD, Masi AT, Carreiro JE, Danneels L, Willard FH. The sacroiliac joint: an overview of its anatomy, function and potential clinical implications. J Anat. 2012 Dec;221(6) p. 545

Bordoni B, Marelli F, Bordoni G. A review of analgesic and emotive breathing: a multidisciplinary approach. J Multidiscip Healthc. 2016 Feb 29;9:97-102
Uva B, Aliverti A, Bovio D and Kayser B (2016) The "Abdominal Circulatory Pump": An Auxiliary Heart during Exercise? Front. Physiol. 6:411. doi: 10.3389/fphys.2015.00411

Reyes del Paso GA ,Muñoz Ladrón de Guevara C, Montoro CI. Breath-Holding During Exhalation as a Simple Manipulation to Reduce Pain Perception. Pain Med. 2015 Sep;16(9):1835-41

Park JW, Kweon M, Hong S. The influences of position and forced respiratory maneuvers on spinal stability muscles. J Phys Ther Sci. 2015 Feb;27(2):491-3.

Yoon TL, Kim KS, Cynn HS. Slow expiration reduces sternocleidomastoid activity and increases transversus abdominis and internal oblique muscle activity during abdominal curl-up. J.Electromyogr Kinesiol. 2014 Apr;24(2):228-32

Morton S, Chan O, Webborn N, Pritchard M, Morrissey D. Tears of the fascia cruris demonstrate characteristic sonographic features: a case series analysis. Muscles Ligaments Tendons J. 2016 Feb 13;5(4):299-304

Quelle: EFIC Abstract Schneider et al, A FMRI Study comparing the pain inhibiting effects of stress and distraction

Webborn N, Morrissey D, Sarvananthan K, Chan O. Acute tear of the fascia cruris at the attachment to the Achilles tendon: a new diagnosis. Br J Sports Med. 2015 Nov;49(21):1398-403

Järvinen, T. A. H., Józsa, L., Kannus, P., Järvinen, T. L. N., & Järvinen, M. (2002). Organization and distribution of intramuscular connective tissue in normal and immobilized skeletal mus-cles. An immunohistochemical, polarization and scanning electron microscopic study. Journal of muscle research and cell motility, 23(3), 245– 254.

Stecco C, Cappellari A, Macchi V, Porzionato A, Morra A, Berizzi A, De Caro R. The paratendineous tissues: an anatomical study of their role in the pathogenesis of tendinopathy. Surg Radiol Anat (2014) 36:561–572

Pavan PG, Stecco A, Stern R, Stecco C, Painful Connections: Densification Versus Fibrosis of Fascia, Curr Pain Headache Rep (2014) 18:441

Bednar DA, Orr FW, Simon GT. Observations on the pathomorphology of the thoracolumbar fascia in chronic mechanical back pain. A microscopic study. Spine (Phila Pa 1976). 1995 May 15;20(10):1161-4.
Schilder A, Hoheisel U, Magerl W, Benrath J, Klein T, Treede RD. Sensory findings after stimulation of the thoracolumbar fascia with hypertonic saline suggest its contribution to low back pain. Pain. 2014 Feb;155(2):222-31

Schleip R. Fascial plasticity – a new neurobiological explanation Part2, J Body Movement Therapy, April 2003, p. 104-118

Willard FH, Vleeming A, Schuenke MD, Danneels L, Schleip R. The thoracolumbar fascia: anatomy, function and clinical considerations. J Anat. 2012 Dec;221(6):507-36

Stecco C., O. Gagey, A. Belloni, A. Pozzuoli, A. Porzionato, V. Macchi, Aldegheri, R. De Caro,, V. Delmas Anatomy of the deep fascia of the upper limb. Second part: study of innervation. Morphologie 91 (2007) 38–43

Tesarz J., Hoheisel U., Wiedenhöfer B., Mense S., Sensory Innervation of the Thoracolumbar Fascia in rats and humans. Neuroscience 194 (2011) 302–308

Langevin HM, Fox JR, Koptiuch C, Badger GJ, Greenan-Naumann AC, Bouffard NA, Konofagou EE, Lee WN, Triano JJ, Henry SM. Reduced thoracolumbar fascia shear strain in human chronic low back pain. BMC Musculoskelet Disord. 2011 Sep 19;12:203.

Yahia L, Rhalmi S, Newman N, Isler M. Sensory innervation of human thoracolumbar fascia. An immunohistochemical study. Acta Orthop Scand. 1992 Apr;63(2):195-7.

Hoheisel U, Rosner J, Mense S. Innervation changes induced by inflammation of the rat thoracolumbar fascia. Neuroscience. 2015 Aug 6;300:351-9

Hoheisel U, Mense S. Inflammation of the thoracolumbar fascia excites and sensitizes rat dorsal horn neurons. Eur J Pain. 2015 Mar;19(3):419-28

Hoheisel U, Taguchi T, Treede RD, Mense S. Nociceptive input from the rat thoracolumbar fascia to lumbar dorsal horn neurones. Eur J Pain. 2011 Sep;15(8):810-5

Typaldos S, FDM Clinical and Theoretical Application of the Fascial Distortion Model Within the Practice of Medicine and Surgery. Typaldos Publishing Co. 2002 Schleip R., Duerselen L., Vleeming A., Naylor I. L., Lehmann-Horn F., Zorn A., Jäger H., Klingler W. (2012): Strain hardening of fascia: static streching of dense dibrous connective tissue can induce a temporary stiffness increase accompanied by enhaced matrix hydration. Journal of Bodywork and Movement Therapy 16(1): 94–100.

Schleip R., Klingler W. (2007): Fascial strain hardening correlates with matrix hydration changes. In: Findley T.W., Schleip R. (Hrsg): Fascia Research – basic sience and implications to conventional and complementary health care. Elsevier, München: 51.

Sommer A.P., Zhu D. (2008): From microtornadoes to facial rejuvenation: implication of interfacial water layers. Crystal Growth and Design 8: 3.889–3.892. Chaitow L. (2009) Research in water and fascia. Microtornadoes, hydrogenated diamonds and nonocrystals. Massage Today 6: 1– 3.

Halperin I., Aboodara S.J., Button D.C., Andresen L. L., Behm D.G. (2014): Roller Massager improbes range of motion of plantar flexor muscles without subsequent decrease in force parameters. Int. J. Sports Physical Therapy 9 (1): 92–102.

MacDonald G. Z., Penney M.D., Mullaley M. E., Cuconato A. L., Drake C.D., Behm D.G., Button D.C. (2013): An acute bout of self- myofascial release increases range of motion without a subsequent decrease in muscle activation or force. J Strength Cond Res 27(3): 812–821.

Jay K., Sundstrup E., Sendergraad S. D., Behm D., Brandt M., Sarvoll C.A., Jakobsen M.D., Andresen L. L. (2014): Specific and cross over effects of massage for muscle soreness: Randomized controlled trail. Int J Sport Physic Therapy 9(1): 82–91.

Schleip R, Klingler W, Lehmann-Horn F: Active contraction of the thoracolumbar fascia - Indications of a new factor in low back pain research with implications for manual therapy. In: The proceedings of the Fifth interdisciplinary world congress on low back and pelvic pain. Melbourne. Editors: Vleeming A, Mooney V, Hodges P. 2004; ISBN 90- 802551-4-9

Ultrasound evidence of altered lumbar connective tissue structure in human subjects with chronic low back pain Helene M Langevin, Debbie Stevens-Tuttle1, James R Fox, Gary J Badger, Nicole A Bouffard, Martin H Krag, Junru Wu and Sharon M Henry

Dysfunktionen der Faszien als beschwerdeunterhaltender Faktor – Deutsche Zeitschrift für Osteopathie Ausgabe 2, Jahrgang 10 - April 2012
Effectiveness of direct vs indirect technique myofascial release in the management of tension-type headache. M.S. Ajimsha, MPT (Neuro), ADMFT, PhD (Physiotherapy)

Foot (Edinb). 2014 Jun;24(2):66-71. doi: 10.1016/j.foot.2014.03.005. Epub 2014 Mar 21. Effectiveness of myofascial release in the management of plantar heel pain: a randomized controlled trial. Ajimsha MS1, Binsu D2, Chithra S2.

Epimuscular myofascial force transmission: A historical review and implications for new research. International society of biomechanics Muybridge award lecture, Taipei, 2007 Peter A. Huijing

Understanding the Process of Fascial Unwinding; Budiman Minasny, PhD
Barral J-P, Mercier P 2002 Lehrbuch der viszeralen Manipulation. Urban & Fischer, München

Barral J-P, Croibier A 2000 Trauma: An Osteopathic Approach. Eastland Press, Seattle WA.
Bassett C A L 1968 Biological significance of piezoelectricity. Calcified Tissue Research 1:252-272

Bauer J, Heine H 1998., Akupunkturpunkte und Fibromyalgie - Möglichkeiten chirurgischer Intervention. Biologische Medizin 6 (12):257-261 Burke D, Gandeva SC 1990

Peripheral Motor System, in: Paxines G: The Human Nervous System 1:133, Academic Press, San Diego
Cantu RI, Grodin AJ 1992 Myofascial Manipulation – Theory and Clinical Application. Aspen Publication,
Chaitow L, Bradley D, Gilbert C 2002

Multidisciplinary approaches to breathing pattern disorders. Churchill Livingstone, Edingburgh Cottingham JT
Healing through Touch – A History and a Review of the Physiological Evidence. Rolf Institute Publications, Boulder CO, 129-142,1985

Crow WT et al. 2001 Ligamentous Articular Strain: Osteopathic
Manipulative Techniques for the Body. Eastland Press, Seattle WA.
Currier DP, Nelson RM 1992 Dynamics of Human Biologic Tissues. F.A.Davis Company, Philadelphia Dietz V, et al 1992 Regulation of bipedal
Dölken M, Was muss ein Manualtherapeut über die Physiologie des Bindegewebes und die Entwicklung einer Bewegungseinschränkung wissen?. Manuelle Medizin 40(3): 169-176, 2002

Engeln H 1994 Konzert der Muskeln und Sinne. GEO Wissen Nr.1/Mai 1994:90-97

Folkow B 1962 Cardiovascular reactions during abdominal surgery. Ann Surg 56:905-913

Garfin SR et al 1981 Role of fascia in maintenance of muscle tension and pressure. J Appl Physiol 51(2): 317-320

Glaser V 1980 Eutonie – Das Verhaltensmuster menschlichen Wohlbefindens. Haug Verlag, Heidelberg
Effectiveness of "Fascial Techniques" for the Treatment of Musculo- skeletal Clinical Presentations - Systematic Literature Review

Autoren A. Nürnberg, T. Telgmann, C. Braun. Institut: hochschule 21, Studiengang Physiotherapie, Buxtehude
Behm, D. G., Blazevich, A. J., Kay, A. D., & McHugh, M. (2015). Acute effects of muscle stretching on physical performance, range of motion, and injury incidence in healthy active individuals: a systematic review. Applied physiology, nutrition, and metabolism, 41(1), 1-11.

Freiwald, J. & Engelhardt, M. (1999). Aspekte der Trainings- und Bewegungslehre neuromuskulärer Dysbalancen. Gesundheitssport und Sporttherapie, 15, 5 – 12 und 46 – 50.

Herbert, R. D., & Gabriel, M. (2002). Effects of stretching before and after exercising on muscle soreness and risk of injury: systematic review. Bmj, 325(7362), 468.

Klee, A., & Wiemann, K. (2004). Methoden und Wirkungen des Dehnungstrainings. Vortrag. Schwimmen-Lernen und Optimieren, 23.
von Heymann, W., & Stecco, C. (2016). Fasziale Dysfunktionen. Manuelle Medizin, 54(5), 303-306.

Moosburger, K. A. (2002). Was ist dran am Dehnen (Stretching)? – Fakten und Mythen, abgerufen am 24.12.2016 unter : http://www.dr-moosburger.at/pub/pub046.pdf

Dtsch Arztebl 2008; 105(12): 214-9; DOI: 10.3238/artzebl.2008.0214

Aguirre , A. et al. (2017): Effects of 50 Days Ovomet® Supplementation on Biomechanical Parameters and Subjective Pain Perception among Old Institutionalized Patients. A Preliminary Study. Aguirre et al., J Osteopor Phys Act 2017, 5:1. https://www.longdom.org/open-access/effects-of-50-days-ovomet-supplementation-on-biomechanical-parameters-and-subjective-pain-perception-among-old-institutionalized-p-2329-9509-1000198.pdf, abgerufen am: 19.03.2020.

Arbeitsgemeinschaft der Wissenschaftlichen Medizinischen Fachgesellschaften e.V. (AWMF) e.V. (AWMF) (2018): S2k-Leitlinie Gonarthrose. Homepage, http://www.awmf.org/uploads/tx_szleitlinien/033-004l_S2k_Gonarthrose_2018-01_1.pdf, abgerufen am 05.6.2018.

Baker, K.R. et al. (2012): Association of plasma n-6 and n-3 polyunsaturated fatty acids with synovitis in the knee: the MOST study. Osteoarthritis Cartilage. 2012 May;20(5):382-7. https://www.ncbi.nlm.nih.gov/pubmed/22353693, abgerufen am 03.05.2018.

Benson, K. F. et al. (2012): Effects of natural eggshell membrane (NEM) on cytokine production in cultures of peripheral blood mononuclear cells: increased suppression of tumor necrosis factor-α levels after in vitro digestion. J Med Food. 15(4): 360–8. https://www.ncbi.nlm.nih.gov/pubmed/22168811, 27.03.2020.

Bolognesi, G. et al. (2016): Movardol® (N-acetylglucosamine, Boswellia Serrata, Ginger) Supplementation in the Management of Knee Osteoarthritis: Preliminary Results From a 6-month Registry Study. Eur Rev Med Pharmacol Sci, 20 (24), 5198-5204 Dec 2016. https://pubmed.ncbi.nlm.nih.gov/28051248/, abgerufen am: 19.03.2020.

Brien, S. et al. (2011): Meta-analysis of the related nutritional supplements dimethyl sulfoxide and methylsulfonylmethane in the treatment of osteoarthritis of the knee. Evid Based Complement Alternat Med. 2011; 2011:528403. https://www.ncbi.nlm.nih.gov/pubmed/19474240, abgerufen am 03.05.2018.

Brüggemann, G. et al. (1990): Results of a double-blind study of diclofenac + vitamin B1, B6, B12 versus diclofenac in patients with acute pain of the lumbar vertebrae. A multicenterstudy. Klin Wochenschr. 1990 Jan 19;68(2):116-20. https://www.ncbi.nlm.nih.gov/pubmed/2138684, abgerufen am 16.05.2018.

Bruyère, O. et al. (2012): Effect of collagen hydrolysate in articular pain: a 6-month randomized, double-blind, placebo controlled study. Complement Ther Med. 2012 Jun;20(3):124-30. https://www.ncbi.nlm.nih.gov/pubmed/22500661, abgerufen am 03.05.2018.

Bundesinstitut für Risikobewertung (BfR) (2010/2013): Glucosaminhaltige Nahrungsergänzungsmittel können ein Gesundheitsrisiko für Patienten darstellen, die Cumarin-Antikoagulantien als Blutgerinnungshemmer einnehmen. Stellungnahme Nr. 004/2010 des BfR vom 14. August 2009, ergänzt am 21. Januar 2013. http://www.bfr.bund.de/cm/343/glucosaminhaltige_nahrungsergaenzungsmittel .pdf, abgerufen am 05.6.2018.

Bundesinstitut für Risikobewertung (BfR) (2010/2013): Verwendung von Chondroitinsulfat in Nahrungsergänzungsmitteln. Stellungnahme Nr. 031/2007 des BfR vom 15. Juni 2007. http://www.bfr.bund.de/cm/343/verwendung_von_chondroitinsulfat_in_nahrun gsergaenzungsmitteln.pdf, abgerufen am 05.6.2018.

Crowley, D.C. et al. (2009): Safety and efficacy of undenatured type II collagen in the treatment of osteoarthritis of the knee: a clinical trial. Int J Med Sci. 2009 Oct 9;6(6):312-21. https://www.ncbi.nlm.nih.gov/pmc/articles/PMC2764342/, abgerufen am 03.05.2018.

Daily, J.W. et al. (2016): Efficacy of Turmeric Extracts and Curcumin for Alleviating the Symptoms of Joint Arthritis: A Systematic Review and Meta-Analysis of Randomized Clinical Trials. J Med Food. 2016 Aug;19(8):717-29. https://www.ncbi.nlm.nih.gov/pmc/articles/PMC5003001/, abgerufen am 15.05.2018.

Dammann, H.G. et al. (2004): Effects of buffered and plain acetylsalicylic acid formulations with and without ascorbic acid on gastric mucosa in healthy subjects. Aliment Pharmacol Ther. 2004 Feb 1;19(3):367-74. https://www.ncbi.nlm.nih.gov/pubmed/14984384, abgerufen am 16.05.2018.

Danesch, U. (2014): NEM Brand Eggshell Membrane Effective in the Treatment of Pain Associated with Knee and Hip Osteoarthritis: Results from a Six Center, Open Label German Clinical Study. J Arthritis. 03(03). https://www.iomcworld.org/open-access/nem-brand-eggshell-membrane-effective-in-the-treatment-of-painassociated-with-knee-and-hip-osteoarthritis-2167-7921.1000136.pdf, abgerufen am: 19.03.2020.

Debbi, E.M. et al. (2011): Efficacy of methylsulfonylmethane supplementation on osteoarthritis of the knee: a randomized controlled study. BMC Complement Altern Med. 2011 Jun 27; 11:50. https://www.ncbi.nlm.nih.gov/pubmed/21708034, abgerufen am 03.05.2018.

Deutsche Gesellschaft für Orthopädie und Orthopädische Chirurgie (DGOOC) (2018): S2k-Leitlinie Gonarthrose. http://www.awmf.org/uploads/tx_szleitlinien/033-004l_S2k_Gonarthrose_2018-01_1.pdf, abgerufen am 02.05.2018.

EFSA Panel on Dietetic Products, Nutrition and Allergies (2011): Statement on the safety of glucosamine for patients receiving coumarin anticoagulants. EFSA Journal 2011;9(12):2473. https://efsa.onlinelibrary.wiley.com/doi/epdf/10.2903/j.efsa.2011.2473, abgerufen am 29.05.2018.

Eiden, P. (2015): Prävention und Therapie der Arthrose – Raus aus dem Teufelskreis: Abnehmen und bewegen. Dtsch Arztebl 2015; 112(7): A-280 / B-242 / C-238. https://www.aerzteblatt.de/archiv/168060/Praevention-und-Therapie-der-Arthrose-Raus-aus-dem-Teufelskreis-Abnehmen-und-bewegen, abgerufen am 02.05.2018.

Gommans, Y.M.M. et al. (2017): The Effect of Prolonged Glucosamine Usage on HbA1c Levels and New-Onset Diabetes Mellitus in Overweight and Obese Middle-Aged Women. Am J Med. 2017 Jun;130(6):731-737.e6. https://www.ncbi.nlm.nih.gov/pubmed/28011309, abgerufen am 29.05.2018.

Gröber, U. (2011): Mikronährstoffe. Metabolic Tuning – Prävention – Therapie. 3. Aufl. Wissenschaftliche Verlagsgesellschaft mbH Stuttgart.

Gröber, U. (2014): Arzneimittel und Mikronährstoffe – Medikationsorientierte Supplementierung. 3. Aufl. Wissenschaftliche Verlagsgesellschaft mbH Stuttgart.

Gruenwald, J. et al. (2009): Effect of glucosamine sulfate with or without omega-3 fatty acids in patients with osteoarthritis. Adv Ther. 2009 Sep;26(9):858-71. https://www.ncbi.nlm.nih.gov/pubmed/19756416, abgerufen am 03.05.2018.

Haflah, N.H. et al. (2009): Palm vitamin E and glucosamine sulphate in the treatment of osteoarthritis of the knee. Saudi Med J. 2009 Nov;30(11):1432-8. https://www.ncbi.nlm.nih.gov/pubmed/19882056, abgerufen am 16.05.2018.

Helde-Frankling, M. et al. (2017): Vitamin D in Pain Management. Int J Mol Sci. 2017 Oct; 18(10): 2170. https://www.ncbi.nlm.nih.gov/pmc/articles/PMC5666851/, abgerufen am 15.05.2018.

Herold, G. et al. (2017): Innere Medizin 2017. 1. Aufl. Gerd Herold, Köln.

Hochberg, M.C. et al. (2016): Combined chondroitin sulfate and glucosamine for painful knee osteoarthritis: a multicentre, randomised, double-blind, non-inferiority trial versus celecoxib. Ann Rheum Dis. 2016 Jan;75(1):37-44. https://www.ncbi.nlm.nih.gov/pubmed/25589511, abgerufen am 29.05.2018.

Jensen, G.S. et al. (2015): Oral intake of a liquid high-molecular-weight hyaluronan associated with relief of chronic pain and reduced use of pain medication: results of a randomized, placebo-controlled double-blind pilot study. J Med Food. 2015 Jan;18(1):95-101. https://www.ncbi.nlm.nih.gov/pmc/articles/PMC4281855/, abgerufen am 03.05.2018.

Lubis, A.M.T. et al. (2017): Comparison of Glucosamine-Chondroitin Sulfate with and without Methylsulfonylmethane in Grade I-II Knee Osteoarthritis: A Double Blind Randomized Controlled Trial. Acta Med Indones. 2017 Apr;49(2):105-111. https://www.ncbi.nlm.nih.gov/pubmed/28790224, abgerufen am 03.05.2018.

Lugo, J.P. et al. (2016): Efficacy and tolerability of an undenatured type II collagen supplement in modulating knee osteoarthritis symptoms: a multicenter randomized, double-blind, placebo-controlled study. Nutr J. 2016 Jan 29;15:14. https://www.ncbi.nlm.nih.gov/pmc/articles/PMC4731911/, abgerufen am 03.05.2018.

Mabey, T. et al. (2015): Role of Vitamin D in Osteoarthritis: Molecular, Cellular, and Clinical Perspectives. Int J Endocrinol. 2015: 383918. https://www.hindawi.com/journals/ije/2015/383918/, abgerufen am 15.05.2018.

Magaña-Villa, M.C. (2013): B-vitamin mixture improves the analgesic effect of diclofenac in patients with osteoarthritis: a double blind study. Drug Res (Stuttg).

2013 Jun;63(6):289-92. https://www.ncbi.nlm.nih.gov/pubmed/23526240, abgerufen am 16.05.2018.

Matsuoka, R. et al. (2019): Eggshell membrane protein can be absorbed and utilised in the bodies of rats. BMC Research Notes 2019 May 12, Article number: 258. https://bmcresnotes.biomedcentral.com/articles/10.1186/s13104-019-4306-0, abgerufen am 27.03.2020.

Mibielli, M.A. et al. (2009): Diclofenac plus B vitamins versus diclofenac monotherapy in lumbago: the DOLOR study. Curr Med Res Opin. 2009 Nov;25(11):2589-99. https://www.ncbi.nlm.nih.gov/pubmed/19731994, abgerufen am 16.05.2018.

[Schwarz KA, Pfister R, Büchel C. (in press). Rethinking explicit expectations: Connecting placebos, social cognition, and contextual perception. Trends in Cognitive Sciences. doi: 10.1016/j.tics.2016.04.001].

Oe, M. et al. (2016): Oral hyaluronan relieves knee pain: a review. Nutr J. 2016 Jan 27;15:11. https://www.ncbi.nlm.nih.gov/pmc/articles/PMC4729158/, abgerufen am 03.05.2018.
Ogata, T. et al. (2018): Effects of glucosamine in patients with osteoarthritis of the knee: a systematic review and meta-analysis. Clin Rheumatol. 2018 Apr 30. https://www.ncbi.nlm.nih.gov/pubmed/29713967, abgerufen am 29.05.2018.

Onakpoya, I.J. et al. (2017): Effectiveness of curcuminoids in the treatment of knee osteoarthritis: a systematic review and meta-analysis of randomized clinical trials. Int J Rheum Dis. 2017 Apr;20(4):420-433. https://www.ncbi.nlm.nih.gov/pubmed/28470851, abgerufen am 15.05.2018.

Panahi, Y. et al. (2016): Mitigation of Systemic Oxidative Stress by Curcuminoids in Osteoarthritis: Results of a Randomized Controlled Trial. J Diet Suppl. 2016;13(2):209-20. https://www.ncbi.nlm.nih.gov/pubmed/25688638, abgerufen am 15.05.2018.

Peanpadungrat, P. (2015): Efficacy and Safety of Fish Oil in Treatment of Knee Osteoarthritis. J Med Assoc Thai. 2015 Apr;98 Suppl 3:S110-4. https://www.ncbi.nlm.nih.gov/pubmed/26387397, abgerufen am 03.05.2018.

Pohle, T. et al. (2001): Role of reactive oxygen metabolites in aspirin-induced gastric damage in humans: gastroprotection by vitamin C. Aliment Pharmacol Ther. 2001 May;15(5):677-87. https://www.ncbi.nlm.nih.gov/pubmed/11328262, abgerufen am 16.05.2018.

Ponce-Monter, H.A. et al. (2012): Effect of diclofenac with B vitamins on the treatment of acute pain originated by lower-limb fracture and surgery. Pain Res Treat. 2012;2012:104782. https://www.ncbi.nlm.nih.gov/pubmed/22135737, abgerufen am 16.05.2018.

Poulet, B. & Beier, F. (2016): Targeting oxidative stress to reduce osteoarthritis. Arthritis Res Ther. 2016 Jan 27;18:32. https://www.ncbi.nlm.nih.gov/pubmed/26818766, abgerufen am 16.05.2018.

Puigdellivol, J. et al. (2018): Effectiveness of a Dietary Supplement Containing Hydrolyzed Collagen, Chondroitin Sulfate, and Glucosamine in Pain Reduction and Functional Capacity in Osteoarthritis Patients. J Diet Suppl. 2018 Apr 27:1-11. https://www.ncbi.nlm.nih.gov/pubmed/29701488,abgerufen am 03.05.2018.

Reyes-Izquierdo, T. et al. (2012): Short-term Intake of Calcium Fructoborate Improves WOMAC and McGill Scores and Beneficially Modulates Biomarkers Associated with Knee Osteoarthritis: A Pilot Clinical Double-blinded Placebo-controlled Study. Am. J. Biomed. Sci.,4(2), 111-122. http://www.nwpii.com/ajbms/papers/AJBMS_2012_2_02.pdf, abgerufen am: 25.03.2020.

Rondanelli, M. et al. (2017): The Effect and Safety of Highly Standardized Ginger (Zingiber Officinale) and Echinacea (Echinacea Angustifolia) Extract Supplementation on Inflammation and Chronic Pain in NSAIDs Poor Responders. A Pilot Study in Subjects With Knee Arthrosis. Nat Prod Res, 31 (11), 1309-1313 Jun 2017. https://pubmed.ncbi.nlm.nih.gov/27737573/, abgerufen am: 19.03.2020.

Ruff, K. J. et al. (2009): Eggshell membrane in the treatment of pain and stiffness from osteoarthritis of the knee: a randomized, multicenter, double-blind, placebo-controlled clinical study. Clin Rheumatol, 28 (8), 907-14 Aug 2009. https://pubmed.ncbi.nlm.nih.gov/19340512/, abgerufen am: 19.03.2020.

Ruff, K. J. et al. (2012): Safety evaluation of a natural eggshell membrane-derived product. Food and Chemical Toxicology 2012 March/Apr 50:3–4:604-611.

https://www.sciencedirect.com/science/article/pii/S0278691511007022, abgerufen am 27.03.2020.

Abdulkhaleq, FM. (2018): Antioxidative stress effects of vitamins C, E, and B12, and their combination can protect the liver against acetaminophen-induced hepatotoxicity in rats. Drug Des Devel Ther. 12: 3525–3533. https://www.ncbi.nlm.nih.gov/pmc/articles/PMC6201998/, abgerufen am: 23.04.2019.

Carr, AC. & McCall, C. (2017): The role of vitamin C in the treatment of pain: new insights. J Transl Med. 15: 77. https://www.ncbi.nlm.nih.gov/pmc/articles/PMC5391567/, abgerufen am: 23.04.2019.

Chaitanya, N. et al. (2018): An Insight and Update on the Analgesic Properties of Vitamin C. J Pharm Bioallied Sci. 10(3): 119–125. https://www.ncbi.nlm.nih.gov/pmc/articles/PMC6142887/, abgerufen am: 23.04.2019.

Deghan, M. (2015): Comparative Effectiveness of B and E Vitamins with Diclofenac in Reducing Pain Due to Osteoarthritis of the Knee. Med Arch. 69(2): 103–106. https://www.ncbi.nlm.nih.gov/pmc/articles/PMC4430008/, abgerufen am: 23.04.2019.

Deutsche Rheuma Liga (2017): Nicht-steroidale Antirheumatika (NSAR). https://www.rheuma-liga.de/hilfe-bei-rheuma/therapie/medikamentenfuehrer/schmerzmedikamente/nsar/, abgerufen am: 23.04.2019.

Fesharaki, M. et al. (2006): Reactive oxygen metabolites and anti-oxidative defenses in aspirin-induced gastric damage in rats: Gastroprotection by Vitamin E. Pathophysiology. 13(4):237-43. https://www.ncbi.nlm.nih.gov/pubmed/16963239, abgerufen am: 23.04.2019.

Alcocer-Gómez, E. et al. (2014): Coenzyme Q10 Regulates Serotonin Levels and Depressive Symptoms in Fibromyalgia Patients: Results of a Small Clinical Trial. J Clin Psychopharmacol 2014 Feb:34:277-8. https://www.researchgate.net/publication/260195625_Coenzyme_Q10_Regulates_Serotonin_Levels_and_Depressive_Symptoms_in_Fibromyalgia_Patients_Results_of_a_Small_Clinical_Trial, abgerufen am 04.03.2019.

Bagis, S. et al. (2013): Is magnesium citrate treatment effective on pain, clinical parameters and functional status in patients with fibromyalgia? Rheumatol Int 2013 Jan:33:167-72. https://www.ncbi.nlm.nih.gov/pubmed/22271372, abgerufen am 04.03.2019.

Banerjee, S. & Jones, S. (2017): Magnesium as an Alternative or Adjunct to Opioids for Migraine and Chronic Pain: A Review of the Clinical Effectiveness and Guidelines. 2017 Canadian Agency for Drugs and Technologies in Health. https://www.ncbi.nlm.nih.gov/books/NBK475794/, abgerufen am 04.03.2019.

Cordero, M. et al. (2012): Oral coenzyme Q10 supplementation improves clinical symptoms and recovers pathologic alterations in blood mononuclear cells in a fibromyalgia patient. Nutrition 2012 Dec:28:1200-3. https://www.ncbi.nlm.nih.gov/pubmed/22898267, abgerufen am 02.03.2019.

Cordero, M. et al. (2013): Can coenzyme q10 improve clinical and molecular parameters in fibromyalgia? Antioxid Redox Signal 2013 Mar:19:1356-61. https://www.ncbi.nlm.nih.gov/pubmed/23458405, abgerufen am 02.03.2019.

Cordero, M. et al. (2013): Is Inflammation a Mitochondrial Dysfunction-Dependent Event in Fibromyalgia? Antioxid Redox Rignal 2013 Mar:18:800-7. https://www.ncbi.nlm.nih.gov/pmc/articles/PMC3555092/, abgerufen am 02.03.2019.

De Carvalho, J. et al. (2018): Vitamin D Supplementation Seems to Improve Fibromyalgia Symptoms: Preliminary Results. Isr Med Assoc J 2018 Jun:20:379-81. https://www.ncbi.nlm.nih.gov/pubmed/29911760, abgerufen am 04.03.2019.

De Oliveira G. et al. (2013): Perioperative systemic magnesium to minimize postoperative pain: a meta-analysis of randomized controlled trials. Anesthesiology 2013 Jul:119:178-90. https://www.ncbi.nlm.nih.gov/pubmed/23669270, abgerufen am 04.03.2019.

De Rezende Pena, C. et al. (2010): Evaluation of 25-hydroxyvitamin D serum levels in patients with fibromyalgia. J Clin Rheumatol. 2010 Dec;16(8):365-9. https://www.ncbi.nlm.nih.gov/pubmed/21085020, abgerufen am: 02.04.2019.

De Silva, V. et al. (2010): Evidence for the efficacy of complementary and alternative medicines in the management of fibromyalgia: a systematic review.

Rheumatology 2010 Jun:49:1063-8. https://academic.oup.com/rheumatology/article/49/6/1063/1789736, abgerufen am 05.03.2019.

Deutsche Fibromyalgie Vereinigung und Deutsche Rheuma-Liga (2017): Patientenversion der wissenschaftlichen Leitlinie „Definition, Ursachen, Diagnostik und Therapie des Fibromyalgie- syndroms". AWMF online 2017. https://www.awmf.org/uploads/tx_szleitlinien/145-004p_S3_Fibromyalgiesyndrom_2017-03.pdf, abgerufen am 01.03.2019.

Deutsche Schmerzgesellschaft (2017). Definition, Pathophysiologie, Diagnostik und Therapie des Fibromyalgiesyndroms. AWMF online 2017. https://www.awmf.org/uploads/tx_szleitlinien/145-004k_S3_Fibromyalgiesyndrom_2017-03.pdf, abgerufen am 01.03.2019.

Di Pierro, F. et al. (2017): Role for a water-soluble form of CoQ10 in female subjects affected by fibromyalgia. A preliminary study. Clin Exp Rheumatol 2017 May-Jun:35:20-7. https://www.ncbi.nlm.nih.gov/pubmed/27974102, abgerufen am 02.03.2019.

Favero, G. et al. (2019): Mitochondrial Dysfunction in Skeletal Muscle of a Fibromyalgia Model: The Potential Benefits of Melatonin. Int. J. Mol. Sci 2019:20.765. https://www.mdpi.com/1422-0067/20/3/765/htm, abgerufen am02.03.2019.

Fatima, G. et al. (2013): Oxidative stress and antioxidative parameters and metal ion content in patients with fibromyalgia syndrome: implications in the pathogenesis of the disease. Clin Exp Rheumatol 2013 Nov-Dec:31:S128-33. https://www.ncbi.nlm.nih.gov/pubmed/24373371, abgerufen am 02.03.2019.

Fontana-Klaiber, H. & Hogg, B. (1990): Therapeutic effects of magnesium in dysmenorrhea. Schweiz Rundsch Med Prax 1990 Apr:79:491-4. https://www.ncbi.nlm.nih.gov/pubmed/2349410, abgerufen am 04.03.2019.

Gendelmann, O. et al. (2015): A randomized double-blind placebo-controlled study adding high dose vitamin D to analgesic regimens in patients with musculoskeletal pain. Lupus 2015 Apr:24:489-9. https://www.ncbi.nlm.nih.gov/pubmed/25801891, abgerufen am 05.03.2019.

Goldberg, R. & Katz, J. (2007): A meta-analysis of the analgesic effects of omega-3 polyunsaturated fatty acid supplementation for inflammatory joint pain. Pain 2007 May:129:210-23. https://www.ncbi.nlm.nih.gov/pubmed/17335973, abgerufen am 05.03.2019.

Grassetto, M. & Varotto, A. (1994): Primary fibromyalgia is responsive to S-adenosyl-L-methionine. Current Therapeutic Research 1994 Jul:55:797-806. https://www.sciencedirect.com/science/article/pii/S0011393X05807738, abgerufen am 05.03.2019

Gröber, U. (2011): Mikronährstoffe. Metabolic Tuning – Prävention – Therapie. 3. Aufl. Wissenschaftliche Verlagsgesellschaft mbH Stuttgart.

Helde-Frankling, M. & Björkhem-Bergmann, L. (2017): Vitamin D in Pain Management. Int J Mol Sci 2017 Oct:18:2170. https://www.ncbi.nlm.nih.gov/pmc/articles/PMC5666851/, abgerufen am 04.03.2019.

Jacobsen, S. et al. (1991): Oral S-adenosylmethionine in primary fibromyalgia. Double-blind clinical evaluation. Scand J Rheumatol 1991 Apr:20:294-302. https://www.ncbi.nlm.nih.gov/pubmed/1925418/, abgerufen am 05.03.2019.

Kim, Y. et al. (2011): Women with fibromyalgia have lower levels of calcium, magnesium, iron and manganese in hair mineral analysis. J Korean Med Sci 2011 Oct:26:1253-7. https://www.ncbi.nlm.nih.gov/pubmed/22022174, abgerufen am 04.03.2019.

Ko, G. et al. (2010): Omega-3 fatty acids for neuropathic pain: case series. Clin J Pain 2010 Feb:26:168-72. https://www.ncbi.nlm.nih.gov/pubmed/20090445, abgerufen am 05.03.2019.

Leombruni, P. et al. (2015): A randomised controlled trial comparing duloxetine and acetyl L-carnitine in fibromyalgic patients: preliminary data. Clin Exp Rhematol 2015 Jan-Feb:33:S.82-5. https://www.ncbi.nlm.nih.gov/pubmed/25786048, abgerufen am 04.03.2019.

Macfarlane, G. et al. (2017): EULAR revised recommendations for the management of fibromyalgia. Ann Rheum Dis 2017:76:318-28.

https://ard.bmj.com/content/annrheumdis/76/2/318.full.pdf, abgerufen am 05.03.2019.

Matthana, M.H. (2011): The relation between vitamin D deficiency and fibromyalgia syndrome in women. Saudi Med J. 2011 Sep;32(9):925-9. https://www.ncbi.nlm.nih.gov/pubmed/21894355, abgerufen am: 02.04.2019.

Meeurs, M. et al. (2013): The role of mitochondrial dysfunctions due to oxidative and nitrosative stress in the chronic pain or chronic fatigue syndromes and fibromyalgia patients: peripheral and central mechanisms as therapeutic targets? Expert Opin Ther Targets 2013 Sep:17:1081-9. https://www.ncbi.nlm.nih.gov/pubmed/23834645, abgerufen am 02.03.2019.

Mirzaei, A. et al. (2018): Effects of vitamin D optimization on quality of life of patients with fibromyalgia: A randomized controlled trial. Med J Islam Repub Iran 2018 Apr:32. https://www.ncbi.nlm.nih.gov/pubmed/30159280, abgerufem am 05.04.2019.

Naziroglu, M. et al. (2010): Vitamins C and E treatment combined with exercise modulates oxidative stress markers in blood of patients with fibromyalgia: a controlled clinical pilot study. Stress 2010 Nov:13:498-505. https://www.ncbi.nlm.nih.gov/pubmed/20666654, abgerufen am 02.03.2019.

Pinto, J. et al. (1981): Inhibition of riboflavin metabolism in rat tissues by chlorpromazine, imipramine, and amitriptyline. J Clin Invest 1981 May:67:1500-6. https://www.ncbi.nlm.nih.gov/pubmed/6262379, abgerufen am 06.03.2019.

Porter, N. et al. (2010): Alternative medical interventions used in the treatment and management of myalgic encephalomyelitis/chronic fatigue syndrome and fibromyalgia. J Altern Complement Med 2010 Mar:16:235-49. https://www.ncbi.nlm.nih.gov/pubmed/20192908/, abgerufen am 04.03.2019.

Rossini, M. et al. (2007): Double-blind, multicenter trial comparing acetyl l-carnitine with placebo in the treatment of fibromyalgia patients. Clin Exp Rheumatol 2007 Mar-Apr:25:182-8. https://www.ncbi.nlm.nih.gov/pubmed/17543140, abgerufen am 04.03.2019.

Russell, I. et al. (1995): Treatment of fibromyalgia syndrome with Super Malic: a randomized, double blind, placebo controlled, crossover pilot study. J Rheumatol

1995 May:22:953-8. https://www.ncbi.nlm.nih.gov/pubmed/8587088, abgerufen am 04.03.2019.

Sánchez-Domínguez, B. et al. (2015): Oxidative stress, mitochondrial dysfunction and, inflammation common events in skin of patients with Fibromyalgia. Mitochondrion 2015 Mar:21:69-75. https://www.ncbi.nlm.nih.gov/pubmed/25662535, abgerufen am 02.03.2019.

Shapiro, H. (2003): Could n-3 polyunsaturated fatty acids reduce pathological pain by direct actions on the nervous system? Prostaglandins Leukot Essent Fatty Acids 2003:68:219-24. https://www.ncbi.nlm.nih.gov/pubmed/12591006, abgerufen am 05.03.2019.

Sharma, A. et al. (2017): S-Adenosylmethionine (SAMe) for Neuropsychiatric Disorders: A Clinician-Oriented Review of Research. J Clin Psychiatry 2017 Jun:78:e656-67. https://www.ncbi.nlm.nih.gov/pmc/articles/PMC5501081/, abgerufen am 05.03.2019.

Srebro, D. et al. (2016): Magnesium in pain research: state of the art. Curr Med Chem 2016 Dec. https://www.ncbi.nlm.nih.gov/pubmed/27978803, abgerufen am 04.03.2019.

Veselinovic, M. et al. (2017): Clinical Benefits of n-3 PUFA and ɣ-Linolenic Acid in Patients with Rheumatoid Arthritis. Nutrients 2017 Apr:9. https://www.ncbi.nlm.nih.gov/pmc/articles/PMC5409664/, abgerufen am 05.03.2019.

Vink, R. & Nechifor, M. (Eds) (2011): Magnesium in the Central Nervous System. University of Adelaide Press 2011. https://www.ncbi.nlm.nih.gov/books/NBK507245/, abgerufen am 04.03.2019.

Wepner, F. et al. (2014): Effects of vitamin D on patients with fibromyalgia syndrome: a randomized placebo-controlled trial. Pain 2014 Feb:155:261-8. https://www.ncbi.nlm.nih.gov/pubmed/24438771/, abgerufen am 04.03.2019.

James, M. et al. (2010): Fish oil and rheumatoid arthritis: past, present and future.Proc Nutr Soc. 69(3):316-23. https://www.ncbi.nlm.nih.gov/pubmed/20509981/, abgerufen am: 24.04.2019.

Jiang, Q. (2009): A combination of aspirin and gamma-tocopherol is superior to that of aspirin and alpha-tocopherol in anti-inflammatory action and attenuation of aspirin-induced adverse effects. J Nutr Biochem. 20(11):894-900. https://www.ncbi.nlm.nih.gov/pubmed/18993050, abgerufen am: 23.04.2019.

Kiefer, D. & Pantuso, T. (2012): Omega-3 fatty acids: An update emphasizing clinical use. Agro Food Ind Hi Tech. 23(4): 10–13.https://www.ncbi.nlm.nih.gov/pmc/articles/PMC3890980/, abgerufen am: 23.04.2019.

Kraft U. (2016): Schmerzmittel: Welches hilft wann? Apotheken Umschau https://www.apotheken-umschau.de/schmerzmittel, abgerufen am: 23.04.2019.

Kohli, P. & Levy, BD. (2009): Resolvins and protectins: mediating solutions to inflammation. Br J Pharmacol. 158(4): 960–971. www.ncbi.nlm.nih.gov/pmc/articles/PMC2785519/, abgerufen am: 24.04.2019

Kuhlwein, A. et al. (1990): Reduced diclofenac administration by B vitamins: results of a randomized double-blind study with reduced daily doses of diclofenac (75 mg diclofenac versus 75 mg diclofenac plus B vitamins) in acute lumbar vertebral syndromes. Klin Wochenschr. 68(2):107-15. https://www.ncbi.nlm.nih.gov/pubmed/2138683, abgerufen am: 23.04.2019.

Leopoldt, D. (2014): Nichtsteroidale Antirheumatika/Antiphlogistika (NSAR). Gelbe Liste. https://www.gelbe-liste.de/wirkstoffgruppen/nichtsteroidale-antiphlogistika-antirheumatika, abgerufen am: 23.04.2019.

Liede, KE. et al. (1998): Increased tendency towards gingival bleeding caused by joint effect of alpha-tocopherol supplementation and acetylsalicylic acid. Ann Med. 30(6):542-6. https://www.ncbi.nlm.nih.gov/pubmed/9920356, abgerufen am: 23.04.2019.

Galvan-Montano, A. et al. (2010): Effective analgesic between acetominophen + B vitamins vs. acetominophen in pediatric ambulatory surgery. Cir Cir. 78(5):400-9. https://www.ncbi.nlm.nih.gov/pubmed/21219810, abgerufen am: 23.04.2019.

Gazoni, FM. et al. (2016): O uso de vitaminas do complexo B em terapêutica analgésica. Rev Dor. São Paulo 17(1):52-6. http://www.scielo.br/pdf/rdor/v17n1/en_1806-0013-rdor-17-01-0052.pdf, abgerufen am: 23.04.2019.

Gesundheitsinformation.de (2017): Schmerzmittel: Wie häufig sind schwere Nebenwirkungen bei NSAR? Institut für Qualität und Wirtschaftlichkeit im Gesundheitswesen (IQWiG). https://www.gesundheitsinformation.de/schmerzmittel-wie-haeufig-sind-schwere.2321.de.html?part=meddrei-ld-jict-siv5, abgerufen am: 23.04.2019.

Gröber, U. (2011): Mikronährstoffe. Metabolic Tuning – Prävention – Therapie. 3. Aufl. Wissenschaftliche Verlagsgesellschaft mbH Stuttgart.

Gröber, U. (2014): Arzneimittel und Mikronährstoffe – Medikationsorientierte Supplementierung. 3. Aufl. Wissenschaftliche Verlagsgesellschaft Stuttgart.

Gröber, U. (2015): Interaktionen, Arzneimittel und Mikronährstoffe. 2. Aufl. Wissenschaftliche Verlagsgesellschaft Stuttgart.

Gröber, U. (2018): Arzneimittel und Mikronährstoffe – Medikationsorientierte Supplementierung. 4. Aufl. Wissenschaftliche Verlagsgesellschaft Stuttgart.

Kharaghani, R. et al. (2017): The Effect of Vitamin E on Ameliorating Primary Dysmenorrhea: A Systematic Review and Meta-analysis. Journal of Basic and Clinical Reproductive Sciences Vol 3 · Issue 2. https://www.jbcrs.org/articles/the-effect-of-vitamin-e-on-ameliorating-primary-dysmenorrhea-a-systematic-review-and-metaanalysis.pdf, abgerufen am: 23.04.2019.

Kisaoglu, A. et al. (2014): Damage induced by paracetamol compared with N-acetylcysteine. J Chin Med Assoc. 77(9):463-8. https://www.ncbi.nlm.nih.gov/pubmed/25028290, abgerufen am: 23.04.2019.

Magana-Villa, MC. et al. (2013): B-vitamin mixture improves the analgesic effect of diclofenac in patients with osteoarthritis: a double blind study. Drug Res (Stuttg). 63(6):289-92. https://www.ncbi.nlm.nih.gov/pubmed/23526240, abgerufen am: 23.04.2019.

Maroon, JC. & Bost, JW. (2006): Omega-3 fatty acids (fish oil) as an anti-inflammatory: an alternative to nonsteroidal anti-inflammatory drugs for discogenic pain. Surg Neurol. 2006 Apr;65(4):326-31. https://www.ncbi.nlm.nih.gov/pubmed/16531187, abgerufen am: 24.04.2019.

Mibielli, MA. et al. (2009): Diclofenac plus B vitamins versus diclofenac monotherapy in lumbago: the DOLOR study. Curr Med Res Opin. 25(11):2589-99. https://www.ncbi.nlm.nih.gov/pubmed/19731994/, abgerufen am: 23.04.2019.

Nicholas, WA. & Moore, R. (2019): Using the 150 rule to prevent hepatotoxicity from acetaminophen. JAAPA. 32(4):51-53. https://www.ncbi.nlm.nih.gov/pubmed/30913151, abgerufen am: 23.04.2019.

O'Malley, GF. & O'Malley, R.: Paracetamolvergiftungen. MSD Manual. https://www.msdmanuals.com/de-de/profi/verletzungen,-vergiftungen/vergiftung/paracetamolvergiftungen, abgerufen am: 23.04.2019.

Prescott, LF. et al. (1977): Treatment of paracetamol (acetaminophen) poisoning with N-acetylcysteine. Lancet. 2(8035):432-4. https://www.ncbi.nlm.nih.gov/pubmed/70646, abgerufen am: 23.04.2019.

Ramachandran, A. & Jaeschke, H. (2019): Acetaminophen Hepatotoxicity. Semin Liver Dis. [Epub ahead of print]. https://www.ncbi.nlm.nih.gov/pubmed/30849782, abgerufen am: 23.04.2019.

Roh, T. et al. (2018): Detoxifying effect of pyridoxine on acetaminophen-induced hepatotoxicity via suppressing oxidative stress injury. Food Chem Toxicol. 114:11-22. https://www.ncbi.nlm.nih.gov/pubmed/29438775, abgerufen am: 23.04.2019.

Steiner, M. (1999): Vitamin E, a modifier of platelet function: rationale and use in cardiovascular and cerebrovascular disease. Nutr Rev. 57(10):306-9. https://www.ncbi.nlm.nih.gov/pubmed/10575906, abgerufen am: 23.04.2019.

Subramanya, SB. et al. (2018): Therapeutic Potential of Plants and Plant Derived Phytochemicals against Acetaminophen-Induced Liver Injury. Int J Mol Sci. 19(12): 3776. https://www.ncbi.nlm.nih.gov/pmc/articles/PMC6321362/, abgerufen am: 23.04.2019.

Sudheesh, NP. (2013): Hepatoprotective effects of DL-α-lipoic acid and α-Tocopherol through amelioration of the mitochondrial oxidative stress in acetaminophen challenged rats. Toxicol Mech Methods. 23(5):368-76. https://www.ncbi.nlm.nih.gov/pubmed/23343353, abgerufen am: 23.04.2019.

Vargha, R. et al. (2014): Treatment with N-Acetylcystein and Total Plasma Exchange for Extracorporeal Liver Support in Children with Paracetamol Intoxication. Klin Padiatr. 226(02): 84-85. https://www.thieme-connect.com/products/ejournals/abstract/10.1055/s-0034-1367051, abgerufen am: 23.04.2019.

Verbraucherzentrale.de (2018): Omega-3-Fettsäure-Kapseln sinnvolle Nahrungsergänzung? www.verbraucherzentrale.de/wissen/lebensmittel/nahrungsergaenzungsmittel/ omega3fettsaeurekapseln-sinnvolle-nahrungsergaenzung-8585, abgerufen am: 24.04.2019.

Zafari, M. et al. (2011): Comparison of the effect of fish oil and ibuprofen on treatment of severe pain in primary dysmenorrhea. Caspian J Intern Med. 2(3): 279–282. https://www.ncbi.nlm.nih.gov/pmc/articles/PMC3770499/, abgerufen am: 24.04.2019.

Ziaei, S. et al. (2001): A randomised placebo-controlled trial to determine the effect ofvitamin E in treatment of primary dysmenorrhoea. British Journal of Obstetrics and Gynaecology Vol. 108, pp. 1181–1183. https://obgyn.onlinelibrary.wiley.com/doi/epdf/10.1111/j.1471-0528.2003.00279.x, abgerufen am: 23.04.2019

Sato, T. et al. (2012): Comparison of menaquinone-4 and menaquinone-7 bioavailability in healthy women. Nutr J. 2012 Nov 12;11:93. https://www.ncbi.nlm.nih.gov/pubmed/23140417, abgerufen 15.05.2018.

Schett, G. et al. (2013): Diabetes is an independent predictor for severe osteoarthritis: results from a longitudinal cohortstudy. Diabetes Care. 2013 Feb;36(2):403-9. https://www.ncbi.nlm.nih.gov/pmc/articles/PMC3554306/, abgerufen am 6.5.2018.

Schulz, H.U. et al. (2004): Effects of acetylsalicylic acid on ascorbic acid concentrations in plasma, gastric mucosa, gastric juice and urine--a double-blind study in healthy subjects. Int J Clin Pharmacol Ther. 2004 Sep;42(9):481-7. https://www.ncbi.nlm.nih.gov/pubmed/15487806 , abgerufen am 16.05.2018.

Schurgers, L.J. et al. (2007): Vitamin K-containing dietary supplements: comparison of synthetic vitamin K1 and natto-derived menaquinone-7. Blood. 2007 Apr 15;109(8):3279-83. https://www.ncbi.nlm.nih.gov/pubmed/17158229, abgerufen am 15.05.2018.

Shea, M.K. et al. (2015): The association between vitamin K status and knee osteoarthritis features in older adults: the Health, Aging and Body Composition Study. Osteoarthritis Cartilage. 2015 Mar;23(3):370-8. https://www.ncbi.nlm.nih.gov/pubmed/25528106, abgerufen am 14.05.2018.

Shea, M.K. et al. (2017): Sufficient vitamin K status combined with sufficient vitamin D status is associated with better lower extremity function: a prospective analysis of two knee osteoarthritis cohorts. Arthritis Care Res (Hoboken). 2017 Oct 17. https://www.ncbi.nlm.nih.gov/pubmed/29045002, abgerufen am 14.05.2018.

Shi, Y. et al. (2014): Hydrolysate from eggshell membrane ameliorates intestinal inflammation in mice. Int J Mol Sci. 15(12): 22728–42. https://www.ncbi.nlm.nih.gov/pubmed/25501329.

Singh, J. et al. (1986): Piperine-mediated inhibition of glucuronidation activity in isolated epithelial cells of the guinea-pig small intestine: evidence that piperine lowers the endogeneous UDP-glucuronic acid content. J Pharmacol ExpTher. 1986 Feb;236(2):488-93. https://www.ncbi.nlm.nih.gov/pubmed/3080587, abgerufen am: 15.05.2018.

Suantawee, T. et al. (2013): Oxidative stress, vitamin e, and antioxidant capacity in knee osteoarthritis. J Clin Diagn Res. 2013 Sep;7(9):1855-9. https://www.ncbi.nlm.nih.gov/pubmed/24179881, abgerufen am 16.05.2018.

Tantavisut, S. et al. (2017): Effect of vitamin E on oxidative stress level in blood, synovial fluid, and synovial tissue in severe knee osteoarthritis: a randomized controlled study. BMC Musculoskelet Disord. 2017 Jun 29;18(1):281. https://www.ncbi.nlm.nih.gov/pubmed/28662656, abgerufen am 16.05.2018.

Thomas. S. et al. (2018): What is the evidence for a role for diet and nutrition in osteoarthritis? Rheumatology (Oxford). 2018 May 1;57(suppl_4):iv61-iv74. https://www.ncbi.nlm.nih.gov/pubmed/29684218, abgerufen am 6.5.2018.

U.S. National Library of Medicine (2017): Glucosamine Sulfate. https://medlineplus.gov/druginfo/natural/807.html, abgerufen am 29.05.2018.

Usha, P.R. et al. (2004): Randomised, Double-Blind, Parallel, Placebo-Controlled Study of Oral Glucosamine, Methylsulfonylmethane and their Combination in Osteoarthritis. Clin Drug Investig. 2004;24(6):353-63. https://www.ncbi.nlm.nih.gov/pubmed/17516722, abgerufen am 03.05.2018.

Van Vijven, J.P. et al. (2012): Symptomatic and chondroprotective treatment with collagen derivatives in osteoarthritis: a systematic review. Osteoarthritis Cartilage. 2012 Aug;20(8):809-21. https://www.ncbi.nlm.nih.gov/pubmed/22521757, abgerufen am 03.05.2018.

Wang, Y. et al. (2016): Association Between Dietary Intake of Antioxidants and Prevalence of Femoral Head Cartilage Defects and Bone Marrow Lesions in Community-based Adults. J Rheumatol. 2016 Oct;43(10):1885-1890. https://www.ncbi.nlm.nih.gov/pubmed/27481903, abgerufen am 16.05.2018.

Wangroongsub, Y. et al. (2010): Comparable clinical outcomes between glucosamine sulfate-potassium chloride and glucosamine sulfate sodium chloride in patients with mild and moderate knee osteoarthritis: a randomized, double-blind study. J Med Assoc Thai. 2010 Jul;93(7):805-11. https://www.ncbi.nlm.nih.gov/pubmed/20649060, abgerufen am 29.05.2018.

Yong, W.C. et al. (2017): Effect of vitamin D supplementation in chronic widespread pain: a systematic review and meta-analysis. Clin Rheumatol. 2017 Dec;36(12):2825-2833. https://www.ncbi.nlm.nih.gov/pubmed/28812209, abgerufen am 15.05.2018.

Zeng, C. et al. (2015): Effectiveness and safety of Glucosamine, chondroitin, the two in combination, or celecoxib in the treatment of osteoarthritis of the knee. Sci Rep. 2015 Nov 18;5:16827. https://www.ncbi.nlm.nih.gov/pubmed/26576862, abgerufen am 29.05.2018.

Zhu, X. et al. (2018): Comparative effectiveness of glucosamine, chondroitin, acetaminophen or celecoxib for the treatment of knee and/or hip osteoarthritis: a network meta-analysis. Clin Exp Rheumatol. 2018 Jan 31. https://www.ncbi.nlm.nih.gov/pubmed/29465368, abgerufen am 29.05.2018.

Danke fürs Lesen!